The Basics : Small Animal Nutrition

ベーシック 小動物栄養学

阿部又信・大島誠之助　著

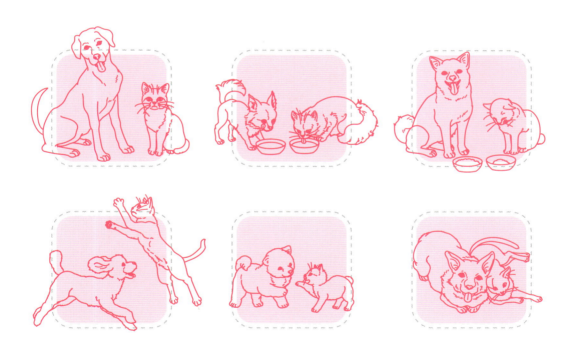

ファームプレス

はじめに

　犬や猫の小動物臨床獣医学における栄養学とは、他の学問と協力して健康維持、疾病予防・治療などを通して動物の最長寿命を求める一助となる学問である。

　しかし現在の小動物の臨床分野では、栄養学は必ずしも重要視されているとはいえない。その一つは獣医学教育が基本的に人医科学教育の体系を踏襲していることにあると思われる。医師には栄養士、管理栄養士、保健士などのすそ野の広いパラメディカル分野のサポート体制ができあがっている。加えて看護師や薬剤師の教育にも栄養学が取り入れられていると聞く。

　小動物の臨床獣医師を取り巻く環境は、動物看護師教育の充実、職場への配置やこの資格の国家資格化などの充実が関係者の努力により図られており、以前に比べて格段の進歩が認められる。そのような中、臨床獣医学領域における獣医師の栄養学に対する関心や必要性は間違いなく高まっている。

　日本獣医師会が中核となって進めてきた動物看護師国家資格化の活動は、2019（令和元）年6月の国家資格化の「愛玩動物看護師法」の制定として結実した。この施行および国家試験実施の歩みは、今後ますます充実されてゆくことであろう。

　臨床獣医医療の現場を俯瞰してみると、犬や猫の予防的疾病対策の充実や高齢化の進行は、栄養学的対応へのシフトが進む可能性を予感させる。臨床に携わる獣医師にとっては、この新しい潮流に対して適切な栄養指導や管理栄養学的判断力のレベルアップが必須となりつつある。

　以上から明らかなように、臨床現場の獣医師や動物看護師、あるいはこれから臨床獣医師や動物看護師の資格取得を目指そうという方々にとっては、犬や猫の小動物栄養学に対する理解や習得の必要性は高まっている、といえよう。

　本書は、かつて一般社団法人日本小動物獣医師会企画の動物看護学全書の一環として上梓されていたが、獣医界や動物看護界の新たな潮流を踏まえて、新たに「ベーシック小動物栄養学」として上梓したものである。

　その改訂の主旨は、基礎栄養学から臨床栄養学までを平易な説明で網羅させ、また栄養学と一体化した形で、ペットフードの解説も充実させたことである。さらに本書の特徴の一つとして、比較栄養学的視点から、第4章に「犬と猫の違い」を設けている。猫の栄養学上の特異性は、非常に興味深いものがあり、犬との相違点を理解することは、若い方々の好奇心を惹起させるのではないかと考えられる。

　これらの意図に基づき、獣医師や動物看護師を目指す方々、栄養学を改めて学び直そうとしている獣医師や動物看護師の方々に対して、栄養学の初歩から理解しやすいように執筆した。また、若い方々に対して教鞭を取られる先生方のシラバス作成や講義内容に沿った構成の工夫も行っている。著者としては、これらの方々の手ごろな参考書、教科書、副読本などとして利用されることを期待している。

　末筆ながら大変お世話になった株式会社ファームプレス社長の金山宗一氏はじめ編集担当の各位に謝意を表したい。

2019年7月

阿部又信・大島誠之助

目次

はじめに ……………………………………… iii

第1章　栄養学概論

1 栄養と栄養素 …………………………… 2
1 栄養素の種類 ……………………… 2
2 栄養学の父 ………………………… 3
3 栄養素の生理機能 ………………… 3
4 オリザニンとバイタマイン ……… 4

2 炭水化物 …………………………………… 6
1 単糖類 ……………………………… 6
2 少糖類 ……………………………… 7
3 多糖類 ……………………………… 8
　1）ホモ多糖類 ………………… 8
　2）ヘテロ多糖類 ……………… 10
　3）リグニン …………………… 10
4 食物繊維 …………………………… 10
5 グルコースの重要性 ……………… 11

3 脂肪 ………………………………………… 13
1 脂質と脂肪 ………………………… 13
2 脂肪酸 ……………………………… 14
　1）飽和脂肪酸と不飽和脂肪酸 … 14
　2）脂肪酸の名称 ……………… 14
　3）二重結合による異性体 …… 16
　4）必須脂肪酸 ………………… 16
　5）二重結合と過酸化 ………… 17
3 機能性脂質 ………………………… 17
　1）複合脂質 …………………… 17
　2）エイコサノイド …………… 17
　3）コレステロールとその誘導体 … 18

　4）プロビタミン ……………… 19

4 タンパク質 ………………………………… 21
1 アミノ酸 …………………………… 21
2 必須アミノ酸と非必須アミノ酸 … 24
3 タンパク質の構造と機能 ………… 25
　1）酵素 ………………………… 26
　2）輸送タンパク質 …………… 26
　3）抗体 ………………………… 26
　4）複合タンパク質 …………… 26
4 アミノ酸由来の生理活性物質 …… 27

5 ビタミン …………………………………… 29
1 脂溶性ビタミン …………………… 29
　1）ビタミンA ………………… 29
　2）ビタミンD ………………… 30
　3）ビタミンE ………………… 30
　4）ビタミンK ………………… 31
2 水溶性ビタミン …………………… 31
　1）ビタミンB_1（チアミンまたは
　　　サイアミン） ……………… 32
　2）ビタミンB_2（リボフラビン）… 32
　3）ビタミンB_6（ピリドキシン）… 32
　4）ビタミンB_{12}（コバラミン）… 33
　5）葉酸（フォラシン）……… 34
　6）ビオチン …………………… 34
　7）ナイアシン ………………… 35
　8）パントテン酸 ……………… 35
　9）コリン ……………………… 36
　10）ビタミンC ………………… 36
3 ビタミン類の加工中、保管中の安定性
　………………………………………… 36

iv

6 ミネラル ……………………………………… 39

1 動物体のミネラル ……………………… 39

2 主要元素 ………………………………… 40

1）カルシウム（Ca）…………………… 40

2）リン（P）……………………………… 40

3）マグネシウム（Mg）……………… 40

4）カリウム（K）、ナトリウム（Na）、
塩素（Cl）……………………… 40

5）硫黄（S）…………………………… 40

3 微量元素 ………………………………… 41

1）鉄（Fe）……………………………… 41

2）亜鉛（Zn）…………………………… 41

3）銅（Cu）……………………………… 41

4）モリブデン（Mo）………………… 41

5）セレン（Se）………………………… 41

6）ヨウ素（I）………………………… 41

7）マンガン（Mn）…………………… 41

8）コバルト（Co）…………………… 41

第2章　水とエネルギー

1 水 ……………………………………………… 44

1 水の重要性 ……………………………… 44

2 体水分 …………………………………… 44

3 水分出納 ………………………………… 44

4 飲水量 …………………………………… 45

2 エネルギー ………………………………… 47

1 エネルギーの重要性 ………………… 47

2 カロリーとジュール ………………… 47

3 動物体内におけるエネルギーの分配
……………………………………… 48

4 3大栄養素のエネルギー価値 ……… 49

5 食事のME含量の求め方 ………… 49

1）実測法 ……………………………… 49

2）計算法 ……………………………… 49

6 一般成分（6成分）…………………… 50

1）水分 ………………………………… 50

2）粗灰分 ……………………………… 50

3）粗タンパク質 ……………………… 50

4）粗脂肪（酸エーテル抽出物）…… 50

5）粗繊維 ……………………………… 50

6）可溶無窒素物（NFE）…………… 51

7 摂食量 …………………………………… 51

1）エネルギー出納 …………………… 51

2）食事のエネルギー含量 ………… 51

3）食事のおいしさ …………………… 51

4）食事の水分含量 …………………… 51

5）食事回数 …………………………… 51

6）食事環境 …………………………… 51

3 エネルギー要求量の推定 ……………… 53

1 エネルギー消費 ……………………… 53

1）基礎代謝（BM）または基礎
エネルギー要求量（BER）……… 53

2）安静時エネルギー要求量（RER）
……………………………………… 53

3）維持期エネルギー要求量（MER）
……………………………………… 53

2 恒温動物における熱生産 ………… 53

1）メタボリック・ボディ・サイズ
……………………………………… 54

2）アロメトリー ……………………… 54

3 1日当たりエネルギー要求量 ……… 54

1）RERからの推定法 ……………… 54

2）MERからの推定法 ……………… 54

v

第3章　ペットフード

1 ペットフードの歴史、種類など ……… 58

❶ ペットフードの歴史 ……… 58
- 1）米国 ……… 58
- 2）日本 ……… 59

❷ ペットフードの種類 ……… 59
- 1）対象別分類 ……… 59
- 2）タイプ別分類 ……… 59
- 3）目的別分類 ……… 61

❸ ドライペットフードに用いられる主な原料 ……… 61
- 1）原料をめぐる諸事情 ……… 61
- 2）原料の種類 ……… 62

❹ 家庭用食材 ……… 72
- 1）畜肉 ……… 72
- 2）レバー ……… 73
- 3）魚肉 ……… 73
- 4）牛乳および乳製品 ……… 73
- 5）卵 ……… 73
- 6）タマネギ ……… 73
- 7）ほうれん草 ……… 73
- 8）アボカド ……… 73
- 9）アワビ・トリガイ・サザエ・トコブシ ……… 74
- 10）イカ、タコ、スルメ ……… 74
- 11）チョコレート ……… 74
- 12）キシリトール ……… 74

2 ペットフードの品質・安全性保証 ──米国 ……… 75

❶ 関係機関・団体 ……… 75
- 1）米国飼料検査官協会（AAFCO） ……… 75
- 2）食品医薬品局（FDA） ……… 76
- 3）米国農務省（USDA） ……… 76
- 4）州政府 ……… 76
- 5）ペットフード協会（PFI） ……… 77
- 6）国家研究協議会（NRC） ……… 77

❷ 栄養適正表示 ……… 77
- 1）栄養適正表示の根拠 ……… 77
- 2）AAFCOの養分基準 ……… 78

3 2006年版NRC飼養標準 ……… 80

❶ 2006年版NRCの特徴 ……… 80

❷ 2006年版NRCとAAFCOによるタンパク質要求量の比較 ……… 81

4 ペットフードの品質・安全性保証 ──日本 ……… 83

❶ 関係機関・団体 ……… 83
- 1）ペットフード協会 ……… 83
- 2）ペットフード公正取引協議会 ……… 83
- 3）獣医療法食評価センター ……… 84

❷ 主要表示事項ほか ……… 84
- 1）ペットフードの目的 ……… 84
- 2）日本式栄養適正表示 ……… 85
- 3）成分含量およびエネルギー含量の表示 ……… 86
- 4）原材料名および原産国名の表示 ……… 86

第4章　犬と猫の違い

1 食性など ……… 90

❶ 進化 ……… 90

❷ 家畜化 ……… 91

3 食性 ……………………………… 91
   1）歯式 ………………………… 92
   2）消化管 ……………………… 92
4 捕食行動 ………………………… 92
5 採食パターン …………………… 93

2 嗜好と嗜好性 …………………… 95
1 嗜好性に影響する要因 ………… 95
   1）味 …………………………… 95
   2）匂い ………………………… 96
   3）テクスチャー ……………… 96
   4）温度 ………………………… 97
   5）その他 ……………………… 97
2 嗜好の定着 ……………………… 97

3 代謝および養分要求量 ………… 99
1 エネルギー源 …………………… 99
   1）犬 …………………………… 99
   2）猫 …………………………… 99
2 必須脂肪酸 …………………… 100
   1）犬 ………………………… 101
   2）猫 ………………………… 101
3 タンパク質・アミノ酸 ……… 101
   1）タンパク質要求量の相違と
     その原因 ………………… 101
   2）猫の特異なアミノ酸代謝 …… 102
4 ビタミン ……………………… 104
   1）犬 ………………………… 104
   2）猫 ………………………… 104
5 ミネラル ……………………… 104
   1）犬 ………………………… 104
   2）猫 ………………………… 104

第5章　ライフステージと栄養

1 母犬・母猫 …………………… 108
1 妊娠期 ………………………… 108
   1）母犬 ……………………… 108
   2）母猫 ……………………… 109
2 泌乳期（授乳期） …………… 109
   1）母犬 ……………………… 109
   2）母猫 ……………………… 110

2 子犬・子猫 …………………… 112
1 哺乳期 ………………………… 112
2 離乳期 ………………………… 113
3 成長期 ………………………… 114
   1）成長期の骨格異常 ……… 114
   2）犬の成長期 ……………… 114
   3）猫の成長期 ……………… 114

3 成犬・成猫 …………………… 116
1 維持期の肥満 ………………… 116
   1）エネルギー過剰摂取 ……… 116
   2）エネルギー消費の減少 …… 116
   3）加齢 ……………………… 116
   4）内分泌異常 ……………… 116
   5）不妊手術 ………………… 117
   6）遺伝的素地 ……………… 117
2 犬の肥満予防 ………………… 117
3 猫の肥満予防 ………………… 117

4 老犬・老猫 …………………… 119
1 老化に伴う生理的変化 ……… 119
   1）皮毛 ……………………… 119
   2）消化器 …………………… 119
   3）泌尿器 …………………… 119

4）筋骨系……………………… 120

5）循環器……………………… 120

6）感覚器……………………… 120

7）順応性……………………… 120

2 老化に伴う養分要求量の変化…… 120

1）エネルギー ……………… 120

2）タンパク質 ……………… 120

3）脂肪………………………… 121

4）ビタミンとミネラル ……… 121

3 老齢期の給餌法 ……………… 121

第6章　疾病と栄養

1 過栄養性肥満 …………………………… 124

1 肥満の判定……………………… 124

2 肥満の分類……………………… 125

3 栄養の改善……………………… 125

1）軽～中度の肥満 …………… 125

2）重度の肥満 ………………… 126

4 運動……………………………… 128

5 絶食の効果……………………… 128

1）犬における絶食 …………… 128

2）猫の脂肪肝 ………………… 128

2 肥満関連の疾患 ………………………… 130

1 糖尿病…………………………… 130

1）糖尿病のタイプ …………… 130

2）糖尿病の治療 ……………… 131

3）猫の糖尿病と炭水化物 …… 131

2 慢性心不全（鬱血性心不全）……… 131

1）食事管理…………………… 132

2）低ナトリウム食 …………… 132

3）鬱血性心不全の治療 ……… 133

4）食事管理の開始時期 ………… 133

5）心臓性悪液質 …………… 133

3 犬の慢性呼吸器疾患 …………… 133

4 高脂血症（脂質異常症）………… 133

3 栄養不均衡性皮膚症 …………………… 135

1 栄養関連性皮膚疾患 …………… 135

1）タンパク質・アミノ酸の
不均衡 …………………… 135

2）脂肪酸の不均衡 …………… 136

3）ビタミンの不均衡 ………… 136

4）ミネラルの不均衡 ………… 136

4 食物アレルギー（食物過敏症）……… 138

1 アレルギー反応 ………………… 138

1）Ⅰ型（即時アレルギー反応また
はアナフィラキシー）………… 138

2）Ⅳ型（遅延型アレルギー反応）
…………………………… 139

2 食事療法………………………… 139

1）アレルゲン除去食 ………… 139

2）ポリエン脂肪酸療法 ……… 139

5 消化器疾患 ……………………………… 142

1 一般症状と対症療法 …………… 142

1）食欲不振…………………… 142

2）嘔吐………………………… 142

3）便秘………………………… 142

4）下痢………………………… 143

2 経腸または非経腸栄養 ………… 143

3 主な消化器疾患 ………………… 143

1）膵炎………………………… 143

2）胃炎………………………… 144

3）小腸疾患…………………… 144

4）大腸疾患……………………… 145

6 肝臓疾患 …………………………… 146

1 肝機能検査と確定診断 …………… 146
2 栄養管理……………………………… 146
　　　1）犬の急性肝炎 ………………… 146
　　　2）犬の慢性肝炎 ………………… 147
　　　3）肝硬変……………………………… 147
　　　4）猫の脂肪肝（肝リピドーシス）

　　　　　………………………………… 147
　　　5）猫の胆管炎・胆管肝炎 ……… 149

7 慢性腎臓病 …………………………… 149

1 ネフロン……………………………… 149
　　　1）原尿の形成 …………………… 149
　　　2）尿の形成………………………… 150
2 腎不全………………………………… 150
　　　1）急性腎障害（AKI）…………… 150
　　　2）慢性腎臓病（CKD）………… 150
3 慢性腎臓病の病期 ………………… 150
4 慢性腎臓病の栄養管理 …………… 150
　　　1）タンパク質・必須アミノ酸 … 150
　　　2）尿毒症性悪液質 ……………… 151
　　　3）ナトリウム摂取量と脱水 …… 151
　　　4）リン摂取量 …………………… 151
　　　5）酸性物質（酸負荷）………… 151
　　　6）n-3系列不飽和脂肪酸 ……… 151

8 尿石症 ………………………………… 153

1 尿石と尿石症 ……………………… 153
2 犬と猫の尿石 ……………………… 153
3 尿石の形成要因 …………………… 153
　　　1）尿pH …………………………… 154
　　　2）尿量………………………………… 154

4 ドライフードのストルバイト対策

　　　　　………………………………… 154
　　　1）マグネシウム含量 …………… 154
　　　2）ベース・イクセス
　　　　　（塩基過剰度）………………… 155
5 シュウ酸カルシウム尿石 ……… 155
　　　1）尿石形成機序 ………………… 155
　　　2）予防食………………………… 155

9 歯周疾患 ……………………………… 157

1 歯周組織……………………………… 157
2 歯周病………………………………… 157
　　　1）歯垢・歯石 …………………… 157
　　　2）歯肉炎………………………… 158
　　　3）歯周炎………………………… 158
　　　4）スケーリング ………………… 158
　　　5）歯磨き………………………… 158
3 食事管理……………………………… 158

10 そのほかの疾病と栄養 ………… 160

1 発熱…………………………………… 160
2 呼吸困難・火傷 …………………… 160
3 貧血…………………………………… 160
4 癌性悪液質………………………… 160
5 猫の脂肪組織炎（黄脂病）………… 161

付表 ………………………………………… 163

問題1～問題30の解答 ………………… 174

参考文献 …………………………………… 176

索引 ………………………………………… 177

著者略歴

阿部 又信 (あべ またのぶ)

1963年	東京大学農学部畜産学科卒業
1968年	東京大学大学院博士課程修了（農学博士）
	日本配合飼料株式会社入社・中央研究所勤務
1978年	麻布獣医科大学助教授（1980年麻布大学に校名変更）
1983年	麻布大学獣医学部獣医学科教授
1992年〜1999年	農林水産省農業資材審議会委員
1995年〜2005年	東京農工大学農学部獣医学科非常勤講師
1995年〜2003年	日本畜産学会評議員
1997年〜2010年	日本獣医学会評議員
1998年〜2013年	日本ペット栄養学会理事
1999年〜2005年	家畜飼養標準等検討委員会乳牛部会長
2005年より	麻布大学名誉教授
2007年〜2009年	ヤマザキ動物看護短期大学教授
2010年〜2016年	ヤマザキ学園大学教授
2013年より	日本ペット栄養学会名誉会員

大島 誠之助 (おおしま せいのすけ)

1968年	東京農工大学農学部農芸化学科卒業
1969年	日本農産工業株式会社入社・中央研究所勤務
1989年〜2000年	ペットライン株式会社研究開発担当取締役兼務
1996年	獣医学博士
1997年〜1999年	日本農産工業株式会社ライフテック部長
1999年〜2005年	株式会社ナルク代表取締役
2005年より	アニマテック・オオシマ開業
	日本ペット栄養学会理事、代議員
2006年〜2017年	社団法人日本愛玩動物協会理事（2010年より公益社団法人）
2007年より	倉敷芸術科学大学非常勤講師（2010年〜2015年；客員教授）
2007年〜2008年	農林水産省・環境省「ペットフードの安全性確保に関する研究会」委員
2008年〜2013年	農林水産省農業資材審議会ペットフード委員会委員
2009年より	千葉科学大学非常勤講師
2010年	農林水産省よりOIE（国際獣疫事務局）のペットフード *ad hoc* Group委員としてパリ本部へ派遣
2013年〜2019年	ヤマザキ学園大学非常勤講師（2016年ヤマザキ動物看護大学に校名変更）
2019年より	ヤマザキ動物看護大学客員教授

第1章

栄養学概論

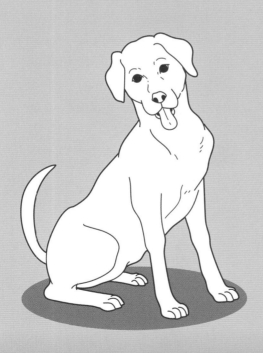
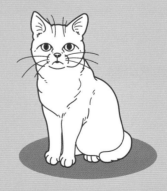

① 栄養と栄養素

学習目標

① 栄養と栄養素（養分）について学習する。

② タンパク質の重要性について理解する。

③ エネルギーの重要性について理解する。

④ 栄養素の「機能」について学習する。

英語のことわざに "You are what you eat." という言葉がある。あなたはあなたが食べるものでできている（だから食べるものには注意をしよう）といった意味である。まさに栄養の大切さを言い得ている。

栄養（nutrition）とは新陳代謝を意味する。「陳」は「古」と同意義で、新陳代謝とは古いものを新しいものと入れ換える営みである。「新しいもの」とは栄養素または養分（nutrient）、「古いもの」とは体内で生じた老廃物のことであり、動物は生きるためには常に老廃物を排泄する一方で、新たに栄養素を摂取しなければならない。その営みが栄養である。生物はその営みの微妙なバランスの上に生命を維持している。

1 栄養素の種類

動物が生きるために体内に取り入れなければならないものが栄養素（養分）であるとすると、空気も水も栄養素である。しかし一般には、炭水化物、脂肪、タンパク質、ミネラル、ビタミンを5大栄養素と呼び、なかでも前者の3つを3大栄養素と呼んでいる。3大栄養素は、歴史的には1840年ごろまでに相次いで発見された。しかし、それだけでは幼動物の成長が十分でな

いことから、1850年ごろからカルシウムを手始めにミネラルの必要性が認識され、1900年以降にビタミンが発見された。

なお、タンパク質は漢字では蛋白質と書くが、「蛋」は中国では「卵」のことで、蛋白質とは卵白質、すなわち「卵白中の主成分」という意味である。実際、卵黄にはタンパク質よりも脂肪（厳密には脂質）が多いが、卵白の成分は水を除けばほぼ純粋なタンパク質である。

英語のプロテイン（protein）は「最も大切なもの」を意味するギリシャ語のproteinosに由

Point

同義語：「陳腐」古くて腐ったもの。転じて、ありふれたつまらないもの。ただし、「陳」には口に出していうの意味もある（→陳述）。

栄養：明治・大正時代は「営養」という字が用いられた。つまり、栄養とは「養をいとなむこと」である。中国では現在も「営養」を用いている。我が国では、医学者であり文学者でもあった森林太郎（鷗外）が1897年に著した『衛生新篇』で「栄養」を初めて使った。しかし、その根拠は示されていなかった。佐伯矩（栄養研究所長）が1937年に「栄養」に統一すべきと建議したが、実際には第二次大戦後に統一された。「営」の代わりに「栄」が用いられるようになった経緯については、佐伯が『「営」は営むだけだが、「栄」は栄えるであり健康を増進する意味合いがある』としたことによるという。

5大栄養素：水を第6の栄養素とみなして6大栄養素説を唱える人もいる。

蛋：中華料理にピータン（皮蛋）という紫色をした前菜がある。「蛋白質」は、ドイツ語でタンパク質を意味するアイバイス（Eiweiß＝egg white）を直訳した漢語である。

来する。動物にタンパク質を与えないと成長しないことからこの名がつけられた。それでは、「動物にとって最も大切な栄養素は本当にタンパク質であるといえるか？」。答えは必ずしもイエスではない。

実は、動物が生命を維持するうえで最も大切なものはエネルギーである。動物はエネルギーが不足すると体脂肪を分解してエネルギーを得ようとし、貯蔵脂肪がなくなれば次には筋肉タンパク質までも分解してエネルギー源にする。それでも足りなければ死んでしまう。エネルギーは、恒温動物の体温維持、成長、産卵や乳汁生産、運動だけでなく、心臓の鼓動や呼吸、脳・神経の活動や腸の蠕動運動にも不可欠で、ただ生きているというだけでエネルギーが消費される。動物はエネルギーが供給されないと、成長どころか生命の維持さえもできない。

❷ 栄養学の父

後世「栄養学の父」という尊称を贈られた人がいる。フランスの化学者ラボアジェ（1743～94）である。彼は酸素について大きな業績を上げた。彼よりも以前に英国のプリーストリ（1733～1804）は、「動物が長く生きることを可能とする気体」を発見し、これを"フロギストンを取り去った空気"であると考えた。ラボアジェは天秤を用いた定量的な実験で酸素を発見し、燃焼とは物質と酸素の結合であるとする「燃焼説」（1777）によって、それまで最有力であったフロギストン説という実体のない学説を打破した。この一連の研究によってラボアジェはこの気体を生命の空気と呼び、酸素と名づけた。また、ローソクが燃焼すると二酸化炭素と共に光や熱を生じるが、モルモットの呼吸によっても二酸化炭素と熱が生じ、呼吸作用と燃焼が実は同じ現象であることを証明した（1783）。その後もラボアジェはヒトについて、「エネルギー

代謝」の基礎となる事項を次々と明らかにしていった。

栄養学に対するラボアジェの功績は、彼の死後も続いたといえる。なぜなら、動物の体内で燃えるものとは何かという興味が、結局は3大栄養素の発見につながったからである。動物体内にタンパク質や脂肪は多いが、炭水化物はきわめて少ない。一方、ミネラルは骨や歯に大量に含まれている。それにも関わらず、栄養素としてはミネラルよりも炭水化物のほうが早く発見された。骨の主成分がリン酸カルシウムであることは1750年にはすでに知られていたものの、化学者の興味がミネラルに移ったのは3大栄養素発見後のことである。1848年、小鳥に炭酸カルシウムの補給が必要なことが報告され、次いで1970年ごろまでにマウスや牛における食塩、カリウム、鉄などの必要性が報告されている。しかし、リンとマグネシウムが動物に必須であることが報告されたのは遅く、それぞれ1918年と31年であった。

❸ 栄養素の生理機能

炭水化物、脂肪、タンパク質はいずれも炭素（C）、水素（H）、酸素（O）の3元素を含む。タンパク質にはこれらに加えて窒素（N）が含まれており、このNはタンパク質の基本単位であるアミノ酸に由来する。アミノ酸は動物独自の体タンパク質合成に用いられるほか、動物の生存

用語解説 **フロギストン説**：可燃性物質にはフロギストン（燃素）が含まれ、火をつけるとそれがとび出して燃焼するという説。

Point **彼の死後**：生活の手段として徴税人をしていたラボアジェは、フランス革命の勃発により告発され、ギロチンで処刑された。当時のある数学者は、「ラボアジェの首を落とすのは一瞬ですが、それと同じ頭を作るには100年でも足りない」と嘆いた。

きわめて少ない：動物性炭水化物として最も多いのはグリコーゲンで、最大蓄積時には肝臓の10%に達するものの、ヒトでは100g程度にすぎない。

第1章 栄養学概論

に必要な種々の生理活性物質の原料にもなる。タンパク質の真価は、単にエネルギー源となるより、むしろ体タンパク質や生理活性物質の合成にあるといえる。そのため、食事や飼料の栄養価値はしばしばエネルギー含量とタンパク質含量の両者を基準として評価される。

　もっとも、炭水化物や脂肪以外の脂質、ミネラルにも種々の生理機能がある。ビタミンとは元来、生理的には必須であるが自分では合成できないか、または合成量が不足するため外からサルベージしなければならない物質である。植物は太陽光という無限のエネルギーを利用して二酸化炭素、水、窒素、ミネラルなどの簡単な材料からどんな複雑な物質でも合成できる（デノーボ合成）。しかし動物は3大栄養素という有限のエネルギー源を利用するので、微量でも合成に多大のエネルギーを必要とするものは進化の過程で合成能力を捨ててしまい、外から完成品をサルベージするようになった。それがビタミンである。

4 オリザニンとバイタマイン

　ビタミンの名の由来には、わが国の鈴木梅太郎（1874～1943）が関わっている。彼は1910年に米糠のアルコール抽出物から抗脚気因子を単離し、イネの学名（oryza saltiva）にちなんでオリザニンと名づけた。一方、ポーランドのフンク（Funk）も独自に米糠から抗脚気因子を結晶として抽出し、それが窒素を含んでいたことからアミンと総称される物質の仲間と考え、生命に関わる（vital）アミン（amine）という意味でvitamine（バイタマイン）と名づけた（1911）。その後、双方の物質は同じものであることが判明し、発見の優先権は鈴木梅太郎に与えられたが、名前はすでに世界中に広まっていたバイタマインを用いることとした。

　1912年ホプキンス（英）は、精製した炭水化物、脂肪、タンパク質にミネラル混合物を加えてマウスに与えても早く死んだが、この実験食に母マウスの乳汁を2～3mL添加すると健康に成長したことから未知の微量栄養素の存在を予想し、これを副栄養素と呼んだ。その後、バターに含まれ成長促進効果のある脂溶性物質、粗製乳糖中に含まれ抗麻痺作用のある水溶性物質、それにキャベツに含まれる未知の水溶性抗壊血病因子を副栄養素の候補とみなし、それぞれA、B、C因子と名づけた。

　1920年、フンクの下で研究していたドラモント（英）が抗壊血病因子をアスコルビン酸（P.36参照）と同定したのを機に、彼の提唱によってvitamineの末尾から「e」を除いたvitamin（ビタミンあるいはバイタミン）を副栄養素の総称とし、1917年に発見されていた脂溶性の抗眼病因子をビタミンA、鈴木梅太郎やフンクの発見した抗脚気因子をビタミンB、抗壊血病因子をビタミンCと呼ぶこととし、以下発見順にアルファベット記号をつけることになった。

　しかしその後、胚芽や酵母の水溶性区分がラットの成長には必須で、ビタミンBとある種の共通性をもつ因子が複数含まれていることが判明し、これらをビタミンB複合体として群別することになった。そのため、既存順の記号をつけ替えた結果（たとえばBをB₁に、GをB₂に変更）欠番を生じるなどして混乱したため、ある時期からアルファベット記号をつけるのを中止し、今日に至っている。

生理活性物質：大別してホルモンと神経伝達物質に分けられるが、どちらとも分類しがたいものをオータコイド（autacoid）という。

サルベージ：salvageは「（火災などから）持ち出す、回収する」の意味。
洋服でいえば吊しの既製服を買うようなものである。
デノーボ：de novoは「初めから」の意味。
洋服でいえば注文服、それも糸から紡ぐようなものである。

復　習

① 5大栄養素とは。

② 3大栄養素中、タンパク質の特異性。

③ デノーボ合成とサルベージの違い。

④ 副栄養素とは。

第1章　栄養学概論

問題 1

次の表現のうち誤っているのはどれか、記号で答えなさい。

① 栄養がよい（悪い）。

② 栄養豊富な食べ物。

③ 栄養価が高い食べ物。

（解答はP.174）

❷ 炭水化物

学習目標

① 炭水化物の分類を学習する。

② 単糖類、少糖類（オリゴ糖）について理解する。

③ ホモ多糖類について理解する。

④ ヘテロ多糖類について理解する。

⑤ 食物繊維とは何かを理解する。

　炭水化物（carbohydrate）の分類を**表1-1**に示す。炭水化物もcarbohydrateも、その名は炭素（carbon）と水（H_2O）が結合したものを意味し、一般式は$C_n(H_2O)_m$である。しかし、最近は語義が拡大されて一般式に合致しないものが増えたため、それらをも含む総称として糖質（glucide）の名称が提唱されている。しかし、炭水化物を構造性の繊維質（fiber）と貯蔵性の糖質（sugar）とに分ける場合や、甘み・還元性など糖固有の性質を失っていないものだけを糖質（sugars）、それ以外を非糖質（non-sugars）と呼ぶ場合もあり、ここでは混乱を避けるため従来通り「炭水化物」の名称を用いる。

　炭水化物は自然界に広く分布し、単体である単糖、単糖が数個（2〜10個）結合した少糖またはオリゴ糖、多数の単糖またはその**誘導体**が結合した多糖に分けられる。

❶ 単糖類

　単糖類は$C_n(H_2O)_m$において$3 \leqq n \leqq 6$のもの

表1-1　炭水化物の分類

大分類	中分類	小分類	例
単糖類		五炭糖 六炭糖	キシロース、アラビノース、リボース グルコース、ガラクトース、マンノース、フルクトース
少糖類	二糖類 三糖類 四糖類		マルトース、セロビオース、スクロース、ラクトース ラフィノース スタキオース
多糖類	ホモ多糖	キシラン アラバン グルカン ガラクタン マンナン フルクタン	稲ワラキシラン リンゴアラバン デンプン、グリコーゲン、セルロース 寒天アガロース 酵母マンナン、海藻マンナン イヌリン、レバン
	ヘテロ多糖		ヘミセルロース、ペクチン、ガム（ゴム）、ヒアルロン酸、 コンドロイチン硫酸

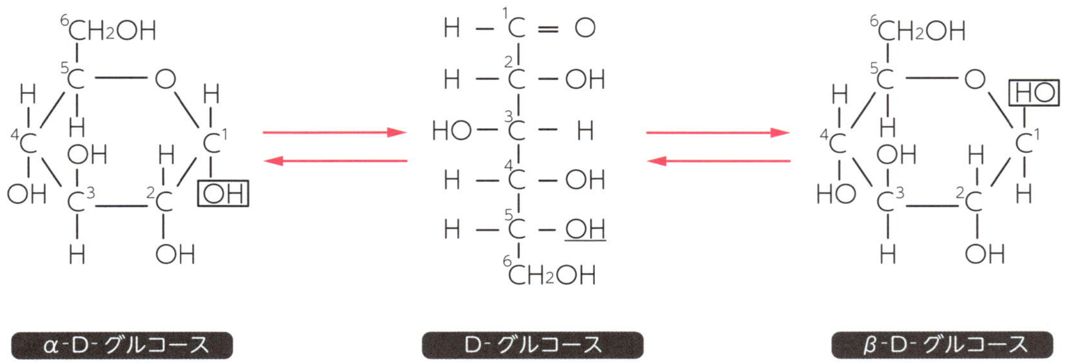

図1-1　D-グルコースのアノマー
（左右の環状構造の1位炭素についたOHの位置に注目。）なお、D-、L-の違いは中央の
直鎖構造の第5位炭素につくOHの位置による（右側ならD型、左側ならL型）。

で、自然界にはn＝6の六炭糖とn＝5の五炭糖が多く、n＝4の四炭糖はまれである。三炭糖は、動物体内に糖代謝の中間体として存在する。

単糖類には**異性体**（アイソマー；isomer）が多く、六炭糖には計24種類、五炭糖には計12種類の光学的異性体（P.21脚注参照）があり、それぞれ半分がD型、残りの半分がL型である。六炭糖にはグルコース（ブドウ糖）、フルクトース（果糖）、マンノース、ガラクトースなどがあり、五炭糖にはアラビノース、キシロースなどがある。いずれにもD型とL型があるが、アラビノース以外はD型が多い。

五炭糖や六炭糖のように大きな分子は直鎖状では不安定で、環状構造をとりやすい。ところが、環状構造をとると新たな異性体が生じる。この異性体は環状構造のときにだけに生じるので、特にアノマー（anomer）と呼ばれ、αとβで区別される（**図1-1**）。D-グルコースの結晶は通常すべてα-D-グルコースであるが、水溶液では直鎖状の開裂状態を経てβ-D-グルコースに変化し、α型34％、β型66％になったところで平衡状態になる。

❷　少糖類

単糖類が2、3、4個結合してできた糖をそれ

ぞれ二、三、四糖類といい、まとめて**少糖類**（オリゴ糖）と呼ぶ。スクロース（ショ糖）はα-D-グルコース1個とβ-D-フルクトース1個が結合してできた二糖類、ラクトース（乳糖）はβ-D-グルコース1個とβ-D-ガラクトース1個からなる二糖類、マルトース（麦芽糖）はα-D-グルコース2個からなる二糖類、セロビオースはβ-D-グルコース2個からなる二糖類である。三糖類には糖蜜や綿実に含まれるラフィノース、四糖類にはシソの根に含まれるスタキオースがある。

その他**表1-1**に挙げられていない少糖類（オリゴ糖）として、**表1-2**に代表的な例をまとめた。これらのオリゴ糖は、動物の消化酵素では消化されず、主として小腸や大腸に常在する腸内細菌（乳酸菌やビフィズス菌など）により利用され、乳酸や酢酸などの酸を生成する。これにより大腸内のpHは酸性に傾き健康上望ましい状態となる。このような作用のあるオリゴ糖

用語解説

誘導体：ある物質が化学変化を受けて新たに生じる物質のこと。

異性体：分子式で表せば同じであるが、構造式では異なる物質群。要するに、構成する原子の種類や数は同じであるが、その配列が異なる物質群のこと。

少糖類：今日では十糖程度までを少糖類と呼ぶため、多糖類との境界が不鮮明である。

2　炭水化物

表1-2　オリゴ糖の分類

原料	オリゴ糖	自然界での分布
ショ糖	パラチノース	蜂蜜など
	トレハルロース	蜂蜜、サトウキビなど
	フラクトオリゴ糖	ゴボウ、タマネギ、バナナ、蜂蜜、エシャロット、チコリ、ガーリック、アーティチョークなど
ショ糖＋液化デンプン	グルコシルスクロース	蜂蜜など
乳糖、ショ糖	ラクトスクロース（乳果オリゴ糖）	
乳糖	ガラクトオリゴ糖	人乳、ヨーグルトなど
	ラクチュロース	牛乳、乳製品など
デンプン	マルトオリゴ糖	水あめなど
	イソマルトオリゴ糖	味噌、醤油、みりんなど
	ニゲロオリゴ糖	清酒、みりん、味噌、ビールなど
	トレハロース	パン酵母、ビール酵母など動植物・微生物に広範に
甲殻類キチン	キチンオリゴ糖	カニ・エビ殻
	キトサンオリゴ糖	カニ・エビ殻
天然抽出物		
大豆 → 大豆ホエー	大豆オリゴ糖	大豆
ビール酵母	マンナンオリゴ糖	ビール酵母
ビート → 糖蜜	ラフィノース（ビートオリゴ糖）	ビート、サトウキビ、蜂蜜など

のことをプレバイオティクス（prebiotics）という。

3　多糖類

多糖類は甘味や還元性が失われている。

自然界に存在する炭水化物の多くは多糖類で、同じ種類の単糖類だけから構成されるホモ多糖類と、複数種類の単糖およびそれらの誘導体からなるヘテロ多糖とがある。

1）ホモ多糖類

五炭糖のみからなるペントザンと六炭糖のみからなるヘキソザンとがある。前者にはキシロースからなるキシランや、アラビノースのみからなるアラバンがある（表1-1）。後者にはそれぞれグルコース、フルクトースおよびマンノースのみからなるグルカン、フルクタンおよびマンナンがある。さらに、同じグルカンにもデンプン、グリコーゲン、セルロースの3種類がある。

（1）デンプン

デンプンにはアミロースとアミロペクチンの2種類があり、アミロースは多数のα-D-グルコースが直鎖状（正確には6〜7個ごとに1回転するらせん状）にα1→4結合したものである（図1-2）。一方、アミロペクチンは直鎖状のアミロースの所々（平均するとグルコース25個おきに1回の割合）にα-D-グルコースがα1→6結合して分岐鎖（側鎖）を生じ、クラスター（ふさ状）構造を形成している（図1-2）。穀類や芋のデンプンは、ある部分はアミロース、あ

用語解説 プレバイオティクス：食品・飼料中への添加やカプセル・錠剤などにより、経口摂取する物質で、ヒトや動物自身によって消化・吸収されず、消化管（特に大腸）内である特定の（または一群の）菌の増殖促進および（または）機能増強を導き、それが宿主の健康にとって好ましい効果を及ぼすような物質をいう。フラクトオリゴ糖、乳果オリゴ糖やマンナンオリゴ糖などがその例である。

Point マンナン：酵母や海藻中のマンナンはマンノースだけからできたホモ多糖であるが、コンニャクマンナンは実はマンノースとグルコースからなるヘテロ多糖である。

8

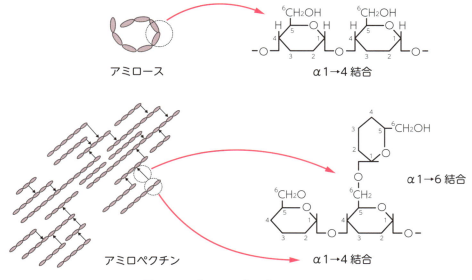

図1-2 アミロースとアミロペクチン

る部分はアミロペクチンとして存在し、通常はアミロースが20～25％、アミロペクチンが75～80％である。

アミロペクチンはふさ状構造のため、アミロースよりも消化されにくい。しかし煮炊きすると分岐鎖の結合部分に水が結合して分岐鎖が切断され、直鎖状のアミロースや、それより短鎖のデキストリンに変わる。生米は消化しにくいが、炊いたご飯は消化がよいのはこのためである。しかし水分が多い状態のまま温度が下がると、再び分岐鎖が生じてアミロペクチンに戻る。しかも、こうして生じた分岐鎖は煮炊きしても二度と切断されない。

ところが、煮炊きしたあと温度が下がらないうちに強制的に乾燥させると、分岐鎖が分離された状態が半永久的に維持されるため消化がよい。これを俗に「デンプンのα化」と称し、この原理はインスタントラーメンや発泡タイプのドライフード製造にも応用されている（P.59参照）。

(2) グリコーゲン

グリコーゲンは動物性デンプンとも呼ばれ、100％アミロペクチンである。しかも、ふさ状構造の目が細かく、平均してグルコース15個ごとに分岐鎖が生じる。動物体内では肝臓と、次いで筋肉に多く蓄えられている。しかし、全体としてその量は多くなく、ヒトでは短距離走などに使用できる程度である。

(3) セルロース

セルロースは植物の繊維質の主成分で、デンプンとは異なり多数のβ-D-グルコースが直鎖状に結合したグルカンである（図1-3）。あるいは、D-グルコースが多数β1→4結合したものともいえる。デンプンが植物の貯蔵性炭水化物

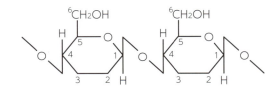

図1-3 セルロース
（D-グルコースのβ1→4結合物）

であるのに対し、セルロースは植物の細胞壁に存在する構造性炭水化物で、セルロースを分解できるのは細菌やカビなどの微生物に限られる。

2) ヘテロ多糖類
(1) ヘミセルロース
ヘミセルロースも植物の細胞壁中に存在する繊維質であるが、これは五炭糖のキシロース、アラビノース、六炭糖のガラクトース、それにグルコースの誘導体であるグルクロン酸（図1-4）からなるヘテロ多糖類である。ヘミセルロースも微生物だけが消化できる。

(2) 他の繊維質
ペクチンはガラクツロン酸（図1-4）を主体とするヘテロ多糖類で、果物（リンゴ、柑橘類）や野菜（ニンジン、ジャガイモ、ブロッコリー）に多い。ゴム（ガム）は、植物の浸出液や種子中に多く含まれる粘性の強いヘテロ多糖類で、アラビアゴム、グアガムなど多くの種類がある。

(3) 動物体のヘテロ多糖類
動物体にはグリコーゲン以外に**ムコ**多糖類と総称される一群の炭水化物が存在する。たとえば、軟骨成分のヒアルロン酸やコンドロイチン硫酸、唾液や粘液の粘性物質もグルコースの誘導体（図1-4）であるグルコサミンやグルクロン酸からなるヘテロ多糖類である。

3) リグニン
セルロースやヘミセルロースと並んで植物の細胞壁を構成する繊維質成分にリグニンがある。しかしリグニンは炭水化物ではなく、一部のカビ（枯草菌や木材腐朽菌）以外は分解できない。

❹ 食物繊維

食物繊維（dietary fiber）とは、本来は動物が消化できない植物細胞壁成分を意味したが、近年はその語義が拡大され、動物性食品由来の成分を含めて消化酵素で消化されない食物成分全般を指す言葉となった。水溶性と不溶性の両方があり、両者を合わせて総食物繊維ともいう。

食物繊維は小腸内では消化酵素によって加水分解されないが、大腸内では一部が腸内細菌による**発酵**を受け、酢酸、プロピオン酸、酪酸などの**短鎖脂肪酸**と、二酸化炭素やメタン等のガスを生じる。発酵されやすさは食物繊維の種類によって異なり（図1-5）、その程度は水溶性の程度におおむね比例している。水溶性食物繊維にはフルクタン、ガラクタン、マンナン（以上、**表1-1**参照）、ペクチン、ガムが含まれ、不溶性食物繊維にはセルロースやヘミセルロースが含まれる。生のジャガイモ・バナナ・調理後に冷却したイモや小麦粉等に含まれる消化抵抗性（難消化性）デンプンも食物繊維の一種で、小腸では消化されないが大腸では適度な発酵を受ける。また、ビートパルプには難発酵性のセルロース・ヘミセルロースと、易発酵性のペクチンやガムがまんべんなく含まれ、全体としては発酵速度が適度である。一方、特殊なカビ以外

用語解説
ムコ：mucoは粘性をもつ物質を意味するが、今日では粘性とは無関係に、アミノ糖（図1-4参照）を含む物質の接頭語として使われている。
発酵：微生物による無酸素的（嫌気的）な糖の酸化分解を発酵という。
短鎖脂肪酸：炭素数4以下の脂肪酸。脂肪酸については次節参照。

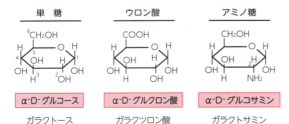

図1-4　単糖類の誘導体
（ウロン酸とアミノ糖）

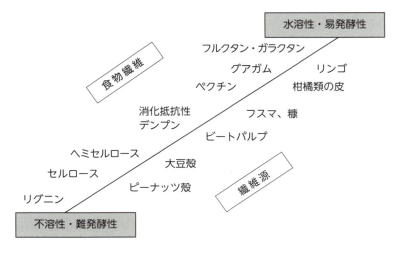

図1-5 水溶性および不溶性食物繊維

は分解できないリグニンは、動物体内では消化も発酵も受けない。

　草食動物では短鎖脂肪酸は重要で、エネルギー要求量の40〜80％が短鎖脂肪酸の形で供給されるが、犬や猫では短鎖脂肪酸からのエネルギー供給は全体の5％以下である。そのため、犬や猫では高繊維・低エネルギーの減量食が開発されている。ピーナッツ殻などには発酵速度の遅いセルロースやヘミセルロースが多く含まれるが、低エネルギーに加えて満腹感を与えるため減量食に適している。

　一方、水溶性で発酵されやすい食物繊維は保水性が高く、消化管内水分量の調節に有効である。すなわち、便秘の動物では糞便中の水分を増加させて軟らかくする一方、下痢気味の動物では糞便の水分を減少させる効果がある。

　食物繊維には、①減量効果や、②便通改善効果に加え、ヒトでは多様な効果が期待されている。すなわち、③短鎖脂肪酸（特に酪酸）が結腸細胞の健全な増殖を促し、病原性微生物に対する耐性を増すとともに大腸癌を予防する効果、④**大腸憩室症**の予防効果、⑤血中コレステロール濃度を低下させる効果、⑥血糖値を安定させる効果、などである。③については犬でも期待されるが、④以下が犬や猫でも有効かどうかは現在のところ不明である。

5 グルコースの重要性

　生理機能上、食物繊維以上に重要な炭水化物はグルコース（ブドウ糖）である。動物体内でグルコースは血糖として存在し、その血中濃度（血糖値）は**インスリンやグルカゴン**などのホルモンによってほぼ一定に維持されている。筋肉などでは脂肪もエネルギー源になるが、脳細胞や赤血球、腎臓髄質細胞のエネルギー源はグルコースに限られる。そのため、炭水化物の摂取が少ない猫などの肉食動物は、わざわざアミノ酸などからグルコースを合成（糖新生）して血糖値を維持している。

用語解説
大腸憩室症：大腸壁が薄くなり、部分的に小さな風船のように膨らんで外側へ突出した症状。
インスリンやグルカゴン：血糖値の恒常性維持や代謝調節に関わる重要なホルモン。インスリンは血糖値を下げる作用、グルカゴンは上げる作用を有する。

2 炭水化物

復 習

① 単糖類の異性体について。
② ホモ多糖類とヘテロ多糖類の違いについて。
③ デンプン、セルロース、グリコーゲンの違い。
④ アミロースとアミロペクチンの違い。
⑤ 食物繊維とは。

問題 2

①リグニン、②セルロース、③ヘミセルロース、④デンプンについてA、B、C
の中から適当なものを選んで記号で答えなさい（例：⑤ d−e−f）。

A：a．ホモ多糖類、b．ヘテロ多糖類、c．非炭水化物

B：a．細胞内容物、b．細胞壁成分、c．どちらでもない

C：a．化学的消化が可能、b．発酵消化のみ可能、c．消化不能

（解答はP.174）

3 脂肪

学習目標
① 脂質と脂肪の違いを理解する。
② 脂肪酸の名称について学ぶ。
③ 飽和脂肪酸と不飽和脂肪酸の違いについて理解する。
④ 必須脂肪酸とエイコサノイドについて学習する。
⑤ その他の機能性脂質について学習する。

1 脂質と脂肪

脂肪は脂質（lipid）の一種である。

脂質とは、エーテルやクロロホルムなどの有機溶剤に可溶性の物質の総称で、表1-3のように分類できる。

脂質は種類が多く、生理的に重要な物質が少なくないにも関わらず、脂肪だけが3大栄養素の一つとされたのはエネルギー源としての重要性による。脂肪以外の脂質は、エネルギー源としてはあまり期待できない。

アルコールと脂肪酸の化合物（脂肪とロウ）を単純脂質といい、脂肪は3個のアルコール性水酸基（-OH）をもつ3価アルコールのグリセロール（グリセリン）に3分子の脂肪酸（fatty acid；R-COOH）が結合したものである（図1-6）。脂肪酸残基（R-CO-）をアシル（acyl）と呼ぶので、トリアシルグリセロール（triacylglycerol）が正式名称であるが、トリグリセリド（triglyceride）または中性脂肪とも呼ばれる。

ロウ：炭素数10～30のアルコールと脂肪酸との化合物。

トリ：ギリシャ語数詞由来の連結語。1：モノ (mono-)、2：ジ (di-)、3：トリ (tri)、4：テトラ (tetra-)、5：ペンタ (penta-)、6：ヘキサ (hexa-)、7：ヘプタ (hepta-)、8：オクタ (octa-)、9：ノナ (nona-)、10：デカ (deca-)、少：オリゴ (oligo-)、多：ポリ (poly-) などは覚えておくと便利である。

表1-3 脂質の分類

大分類	中分類	グリセロースを基本構造とするもの	グリセロールを基本構造としないもの
単純脂質		脂肪	ロウ
複合脂質	リン脂質 糖脂質	グリセロリン脂質 グリセロ糖脂質	スフィンゴリン脂質 スフィンゴ糖脂質
誘導脂質 *1			脂肪酸、エイコサノイド
その他			ステロイド、コレステロール 脂溶性ビタミンおよびプロビタミン

*1 誘導脂質とは単純脂質および複合脂質の加水分解産物、およびその誘導体である。

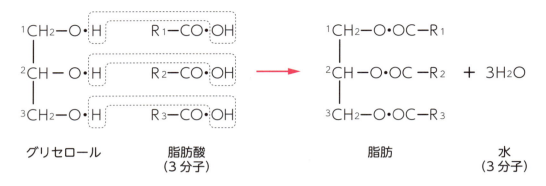

図1-6 脂肪（トリアシルグリセロール）

脂肪には多くの種類があり、一般に植物性脂肪は室温で液体であるが、動物性脂肪は室温では固体で（脂；fat）である。動物性油脂では魚油と鶏の脂肪は例外的に液体である。両者を合わせて油脂（fat and oil）という。

2 脂肪酸

1）飽和脂肪酸と不飽和脂肪酸

脂肪酸（R-COOH）の-COOHはカルボキシル基で、この基をもつものは一般に有機酸と呼ばれる。R-は**アルキル基**の略号で、一般には$CH_3\text{-}(CH_2)_n\text{-}$である（**図1-7**）。脂肪酸には、アルキル基の隣り合う炭素同士が2本の手で結合した二重結合をもつものがある（**図1-7**）。二重結合のある脂肪酸を不飽和脂肪酸、ないものを飽和脂肪酸という。

表1-4に脂肪を構成する脂肪酸を示す。高等な動植物の脂肪を構成する脂肪酸は炭素（C）数が偶数個で、おおむね4個（C4）から22個（C22）の範囲にある。C数が多いほど融点は高くなり、C数が同じなら二重結合が多いほど融点は低い。植物油が低温で液化しやすいのは不飽和脂肪酸が多く、融点が低いためである。

 アルキル基：最も簡単なアルキル基はHで、H-COOHは蜂や蟻が分泌する蟻酸である。次に簡単なメチル基（$CH_3\text{-}$）をもつ$CH_3\text{-COOH}$は、酢の原料になる酢酸である。

図1-7 アルキル基と二重結合

2）脂肪酸の名称

脂肪酸の名称には慣用名、系統名、および数記名がある。慣用名は何かにちなむ名前が多く、たとえばC16パルミチン酸はヤシ油（palm oil）に多いことに由来する。系統名はC数と二重結合（ene；エン）の数を表し、C20脂肪酸（エイコサン酸）で二重結合を5（penta）個もつものをエイコサペンタエン酸（eicosa-penta-enoic acid）、C22脂肪酸（ドコサン酸）で二重結合を6（hexa）個もつものをドコサヘキサエン酸（docosa-hexa-enoic acid）という。これら2つの脂肪酸は、英語名の頭文字（EPA、DHA）を慣用名としている。

数記名は不飽和脂肪酸だけにあり、C数や二

表1-4　脂肪を構成する脂肪酸

| 炭素数 | 脂肪酸 | | 化学式 | 二重結合 | | 融点（℃）＊1 |
	慣用名	系統名		数	位置（数記名）	
4	酪酸	ブタン酸	C_3H_7COOH	0		-7.9
6	カプロン酸	ヘキサン酸	$C_5H_{11}COOH$	0		-3.4
8	カプリル酸	オクタン酸	$C_7H_{15}COOH$	0		16.7
10	カプリン酸	デカン酸	$C_9H_{19}COOH$	0		31.6
12	ラウリン酸	ドデカン酸	$C_{11}H_{23}COOH$	0		44.2
14	ミリスチン酸	テトラデカン酸	$C_{13}H_{27}COOH$	0		53.9
16	パルミチン酸	ヘキサデカン酸	$C_{15}H_{31}COOH$	0		63.1
16	パルミトレイン酸	ヘキサデセン酸	$C_{15}H_{29}COOH$	1	9；n-7	$-0.5\sim0.5$
18	ステアリン酸	オクタデカン酸	$C_{17}H_{35}COOH$	0		69.6
18	オレイン酸	オクタデセン酸	$C_{17}H_{33}COOH$	1	9；n-9	$12\sim16$
18	リノール酸	オクタデカジエン酸	$C_{17}H_{31}COOH$	2	9, 12；n-6	$-5.2\sim-5.0$
18	リノレン酸	オクタデカトリエン酸	$C_{17}H_{29}COOH$	3	9, 12, 15；n-3	$-11.3\sim-10$
20	アラキン酸	エイコサン酸	$C_{19}H_{39}COOH$	0		76.5
20	アラキドン酸	エイコサテトラエン酸	$C_{19}H_{31}COOH$	4	5, 8, 11, 14；n-6	-49.5
20	EPA	エイコサペンタエン酸	$C_{19}H_{29}COOH$	5	5, 8, 11, 14, 17；n-3	$-54.4\sim-53.8$
22	ベヘン酸	ドコサン酸	$C_{21}H_{43}COOH$	0		81.5
22	DHA	ドコサヘキサエン酸	$C_{21}H_{31}COOH$	6	4, 7, 10, 13, 16, 19；n-3	$-44.3\sim-44.1$

＊1　日本生化学会編（1979）、生化学データブック1、p.794 東京化学同人、東京、より引用

リノール酸（9,12-18:2;n-6）

$$\underset{18}{CH_3}-\underset{17\text{-}14}{(CH_2)_4}-CH=CH-\underset{12}{CH_2}-\underset{11}{CH}=\underset{10}{CH}-\underset{9}{(CH_2)_7}-\underset{1}{COOH}$$

α-リノレン酸（9,12,15-18:3;n-3）

$$\underset{18}{CH_3}-\underset{17}{CH_2}-\underset{16}{CH}=\underset{15}{CH}-\underset{14}{CH_2}-\underset{13}{CH}=\underset{12}{CH}-\underset{11}{CH_2}-\underset{10}{CH}=\underset{9}{CH}-\underset{8\text{-}2}{(CH_2)_7}-\underset{1}{COOH}$$

γ-リノレン酸（6,9,12-18:3;n-6）

$$\underset{18}{CH_3}-\underset{17\text{-}14}{(CH_2)_4}-CH=CH-\underset{13}{CH_2}-\underset{12}{CH}=\underset{11}{CH}-\underset{10}{CH_2}-\underset{9}{CH}=\underset{8}{CH}-\underset{7}{CH_2}-\underset{6}{CH}=CH-\underset{5\text{-}2}{(CH_2)_4}-\underset{1}{COOH}$$

図1-8　リノール酸、α-リノレン酸、γ-リノレン酸

重結合の数だけでなく、二重結合の位置をも示す名称である。たとえば、図1-8に示すようにC18で二重結合を2つもつC18：2脂肪酸（リノール酸）は、カルボキシル基（-COOH）側から数えて9番目と12番目のCの左側に二重結合があり、最後の二重結合がついた13番目のCは、反対側のメチル基（CH₃-）側から数えて6番目

であるため、このメチル基をnまたはω（オメガ）としてΔ9,12-C18：2;n-6、またはΔ9,12-C18：2;ω6で表す。二重結合を意味するΔ（デルタ）やCを省略して、単に9,12-18：2;n-6、または9,12-18：2;ω6とも書くが、二重結合の位置だけを問題にする場合は、9,12;n-6または9,12;ω6と書くこともできる。

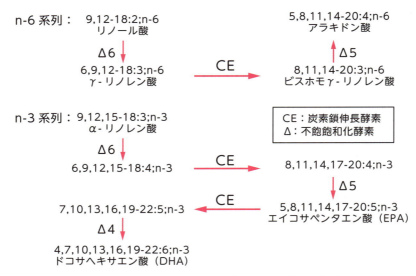

図1-9　n-6およびn-3系列ポリエン脂肪酸の代謝

3）二重結合による異性体

二重結合の存在は脂肪酸の融点以外にも種々の影響を与える。

たとえば、二重結合の位置によって異性体が生じる。リノレン酸には9,12,15-C18：3;n-3と6,9,12-C18：3;n-6の2つの異性体があり、前者をα-リノレン酸、後者をγ-リノレン酸と呼ぶ（図1-8）。n-3系列のα-リノレン酸とn-6系列のγ-リノレン酸は互いに転換できない。

4）必須脂肪酸

動物は脂肪酸のカルボキシル基（-COOH）側から数えて12番目と15番目の炭素の左側に二重結合を持ち込む不飽和化酵素（Δ12とΔ15）をもたないため、ある種の**ポリエン脂肪酸**は体内では合成できない。このような脂肪酸を必須脂肪酸（essential fatty acid）と呼ぶ。n-6系列の筆頭であるリノール酸と、n-3系列の筆頭であるα-リノレン酸がそれに該当する（図1-9）。γ-リノレン酸も12位炭素の左側に二重結合をもつが、リノール酸があれば容易に合成できる。

α-リノレン酸は欠乏症が明確でなく、歴史的にあまり注目されなかったが、近年その系列のEPAやDHA、それにn-6系列のアラキドン酸の生理機能に注目が集まった。その結果、n-6系列のリノール酸とアラキドン酸、n-3系列のα-リノレン酸、EPA、DHAの計5種類が必須脂肪酸とみなされている。アラキドン酸、EPA、DHAの3種類は条件的必須脂肪酸と呼ばれることもある。ただし、猫はリノール酸からアラキドン酸を合成できないため、猫ではアラキドン酸は無条件で必須になる。

n-6系列からn-3系列の脂肪酸は合成できず、その逆も不可能である。陸上植物にはn-6系列のポリエン脂肪酸が多く（ただし植物はアラキドン酸を合成できない）、食物連鎖の関係で陸上動物にもn-6系列が多い。一方、植物プランクトンや海藻にはn-3系列のポリエン脂肪酸が多く、したがって魚貝類にもn-3系列が多い。

Point
nまたはωとして：カルボキシル基（-COOH）中のCを1位とすると、反対側のメチル基（-CH₃）のCはn位、-COOHがついた2位のCをα位とした場合、(-CH₃)はω位になる（図1-7参照）。
書くこともできる：二重結合の位置を示す数字にはカルボキシル基のCがカウントされているので、ωよりもnを用いるほうが合理的といえる。

用語解説 ポリエン脂肪酸：二重結合を複数もつ多価不飽和脂肪酸。

5）二重結合と過酸化

不飽和脂肪酸は酸素と結合して**過酸化物**を生じやすい。そのため、二重結合の多いポリエン脂肪酸を多く含む米糠油などは腐りやすく（変敗という）、変敗した油は異臭を放ち有害である。ペットフードには脂肪が比較的多く含まれているが、通常は飽和脂肪酸が多い動物性脂肪を用い、さらに、変敗防止用の抗酸化剤を添加するのが常識となっている（P.60参照）。

3 機能性脂質

脂肪は主要なエネルギー源であるが、複合脂質や誘導脂質（表1-3）の多くはエネルギー源にならない代わりに、重要な生理機能をもつ。これらをまとめて機能性脂質という。

1）複合脂質

複合脂質にはリン酸を含むものと糖（主としてガラクトース）を含むものとがあり、リン酸を含むものをリン脂質、糖を含むものを糖脂質という（表1-3）。さらに、それぞれにグリセロールを基本構造とするものとしないものとがあり、前者をグリセロリン脂質およびグリセロ糖脂質、後者をスフィンゴリン脂質およびスフィンゴ糖脂質という。これらは**生体膜**（図1-10）や脳・神経細胞を構成する重要な脂質であるが、その代表格のグリセロリン脂質とは図1-11に示すようなものである。

グリセロールの1位と2位炭素に脂肪酸、3位炭素にリン酸が結合したものをホスファチジン酸といい、そのリン酸にさらにコリン、セリン、エタノールアミンまたはイノシトールがついたものをグリセロリン脂質という。セリンはアミノ酸の一種で（表1-6参照）、コリンとエタノールアミンはセリンから合成される。イノシトールはグルコースの誘導体である。グリセロリン脂質の1位炭素につく脂肪酸は必ず飽和脂肪酸であるが、2位炭素につく脂肪酸はリノール酸、アラキドン酸、パルミトレイン酸などの不飽和脂肪酸で、その種類が変化することによって膜の流動性や透過性が微妙に変化する。

2）エイコサノイド

エイコサノイド（eicosanoid）とは、C20脂肪酸（エイコサン酸）から生じるオータコイド

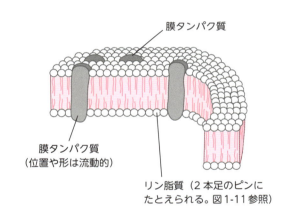

図1-10　生体膜の流動モザイクモデル

ホスファチジン酸

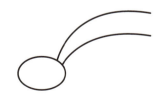

1位脂肪酸のR1は飽和
2位脂肪酸のR2は不飽和
X：コリン
　　セリン
　　エタノールアミン
　　イノシトール

リン酸のついた部分は親水性のピンの頭、脂肪酸のついた部分は疎水性（親油性）の2本足にたとえられる（図1-10参照）

図1-11　グリセロリン脂質

表1-5　エイコサノイドのタイプ

エイコサノイド	合成素材		
	ビスホモγ-リノレン酸	アラキドン酸	EPA
プロスタグランジン *1	1群	2群	3群
ロイコトリエン *2	3群	4群	5群
トロンボキサン *3	1群	2群	3群

*1　各群にそれぞれA〜Iまでの9種類がある。
*2　各群にそれぞれA〜Eまでの5種類がある。
*3　各群にそれぞれA、Bの2種類がある。

（P.4脚注参照）で、プロスタグランジン（PG）、ロイコトリエン（LT）、トロンボキサン（TX）に分けられる（表1-5）。PGは血管、消化管、子宮、卵巣などでつくられ、合成部位の周辺に作用する。PGのプロスタとはPGが最初に発見されたのが前立腺（prostate）だったことに由来する。LTとは白血球（ロイコサイト）でつくられ、3つの二重結合（エン）をもつものを意味するが、実際は多くの組織でつくられる。TXの名は主要産生部位である血小板（トロンボサイト）に由来するが、気管などでもつくられる。

　エイコサノイドは合成組材（ビスホモγ-リノレン酸、アラキドン酸、EPA）により3群に分けられる（表1-5）。さらに、群ごとに複数の種類がある。それらの生理作用はホルモンに似るが、群や種類の別によって作用が異なり、なかには正反対の作用をするものもある。

3）コレステロールとその誘導体

　3つの六員環と1つの五員環からなるステロイド環（図1-12）を基本構造とする化合物をステロイドといい、その3位炭素にアルコール性水酸基（-OH）がついた1価の環状アルコールをステロールという。ステロールは動植物界に広く分布するが、植物ステロールが動物ステロールに転換されることはない。動物ステロールの代表がコレステロール（図1-12）である。

(1) コレステロール

　コレステロールは肝臓や腸管細胞でアセチルCoAから合成される。遊離型と、3位炭素の水酸基に脂肪酸が結合したエステル型とがある。コレステロールには肝臓を出て種々の組織へ向かうLDLコレステロールと、体内各所から再利用のため肝臓へ運ばれる途中のHDLコレステロールとがある。前者は動脈硬化の原因物質として悪玉コレステロールと呼ばれる。後者は、生理的にはむしろ必須の善玉コレステロールで、胆汁酸、ステロイドホルモン、ビタミンD_3の合成素材になる。

(2) 胆汁酸

　胆汁酸はコレステロールが肝臓で分解されて

過酸化物：ペルオキシ構造（-O-O-）をもつ化合物一般を指す。
生体膜：細胞膜や核膜などの生体膜は2層の脂質からなっている（図1-10）。その脂質は主にグリセロリン脂質で、これはしばしば2本足のピンにたとえられる（図1-11）。すなわち、リン酸がくっついた部分は親水性のピンの頭で、これを膜の内外2つの表面方向に向け、脂肪酸のくっついた親油性の2本足を膜の内側に向けて、2層のリン脂質が互いに接している。膜の表面や内部には水溶性のタンパク質がくっついたり埋め込まれたりしており、その位置や形は流動的である（流動モザイクモデル）。

合成部位の周辺：一般にホルモンは血流によって運ばれて産生部位から遠く離れた場所に作用するのに対して、エイコサノイドはいずれも産生部位の近傍に作用するのでホルモンとはみなしにくい。局所ホルモンと呼ぶこともある。
生理作用：生理作用は多様であるが、その一部は第6章で述べる。
コレ：choleは胆汁を意味する。

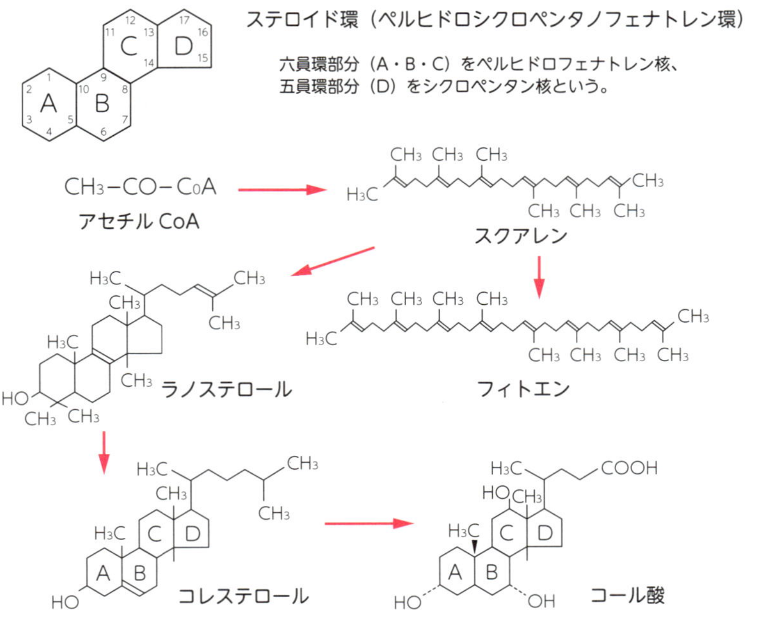

図1-12　ステロイド環、コレステロール、コール酸

生じる。胆汁の主成分として胆嚢に蓄えられ、摂食後は胆管を通って十二指腸に分泌される。コール酸（**図1-12**）をはじめ数種類あり、いずれも水と脂肪の両方に馴染みやすい物質である。さらに、胆汁酸はアミノ酸のグリシン、または**タウリン**と**抱合**したグリココール酸、またはタウロコール酸の形で胆汁中に分泌される。抱合胆汁酸は強い界面活性作用があり、脂肪分解酵素（リパーゼ）の作用を助ける。

（3）ステロイドホルモン

　ステロイドホルモンは精巣、卵胞、黄体などでコレステロールから合成される。男性ホルモンのアンドロゲン、女性ホルモンのエストロゲンやゲスターゲン（プロゲスチン）、糖質代謝を調整する糖質コルチコイド、ミネラル代謝を調節する電解質コルチコイドなどがある。

4）プロビタミン

　プロビタミンにはビタミンAの前駆体であるカロテン（またはカロチン）と、ビタミンDの前駆体であるプロビタミンDがある。

（1）カロテン

　カロテンは赤色ないし黄色の色素（**カロテノイド**）で、動物体内でビタミンA（レチノール）に変わる。

　カロテンはアセチルCoAからスクアレン、フィトエンを経て合成される（**図1-12**）。動物ではスクアレンからコレステロールが生じるのに対し、植物では α-、β-、γ-カロテンが生じる。

> **Point**
> **タウリン**：タウリンの名称は雄牛（タウロス）の尿から発見されたことに由来する。しかし、牛などの草食動物では胆汁酸はグリシン（図1-15参照）と抱合し、肉食動物ではタウリン（図1-19参照）と抱合している。

> **用語解説**
> **抱合**：結合様式の一種。アミド結合。胆汁酸のカルボキシル基（-COOH）とグリシン・タウリンのアミノ基（-NH$_2$）との間の結合。
> **カロテノイド**：同類の色素には緑色植物や卵黄に含まれる黄色色素キサントフィル、エビやカニの殻に含まれるカンタキサンチンなどがあるが、これらはプロビタミンではない。ニンジンのように植物の地下部分にはカロテンが単独で含まれていることもあるが、地上部分では緑色素クロロフィルと共存しているため、緑色の強いほうがカロテン含量も高い傾向にある。

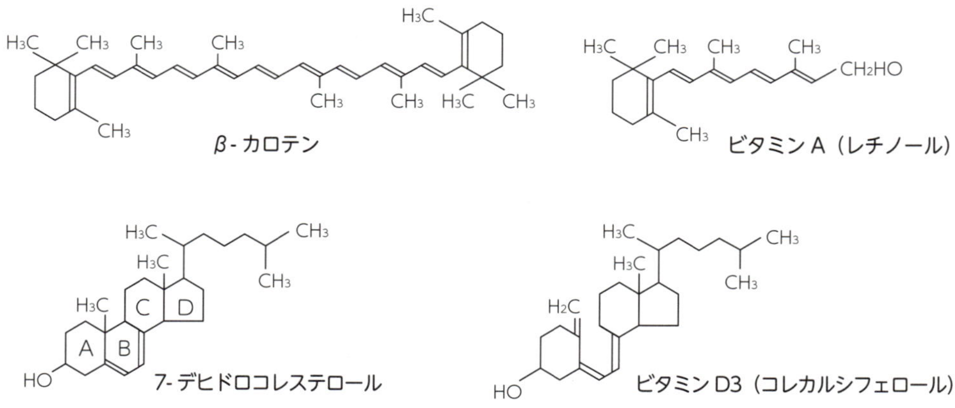

図1-13　β-カロテンとビタミンA、7-デヒドロコレステロールとビタミンD₃

スクアレン、フィトエンは対称軸を挟んで左右対称のポリエン（多価不飽和）炭化水素で、α-およびγ-カロテンは左右の環状構造が異なるが、β-カロテンは環状構造を含めて左右対称である（図1-13）。したがって、対称軸で切断されると2分子のレチノールが生じるため、ビタミンA活性はβ-カロテンが最も高い。しかし、肉食動物である猫は、植物成分のカロテンを切断してビタミンAに変える酵素をもたない。

(2) プロビタミンD

コレステロールの7位炭素から水素がとれた7-デヒドロコレステロール（図1-13）は、皮下の毛細血管内で紫外線（285～315 nm）にあたるとB環が開裂し、ビタミンD₃（コレカルシフェロール）に変わる。同様に、シイタケなどに含まれる植物性のエルゴステロールは、紫外線照射を受けるとビタミンD₂（エルゴカルシフェロール）に変わる。

 最も高い：カロテンは吸収が悪いため、実際はβ-カロテン1モルを摂取するより、レチノール1分子を摂取するほうが有効である。

復習

① 動物性脂肪と植物性脂肪の違いについて。
② n-6系列およびn-3系列ポリエン脂肪酸とは。
③ エイコサノイドとは。
④ 抱合胆汁酸とは。
⑤ プロビタミンとは。

問題3

Δ6,9,12-C18：3;n-6という数記名をもつ脂肪酸とはどのような脂肪酸か、説明しなさい。

（解答はP.174）

4 タンパク質

学習目標
① アミノ酸の種類と分類について学習する。
② 必須アミノ酸と準（半）必須アミノ酸の違いを理解する。
③ 構造（性）タンパク質と機能（性）タンパク質の違いを理解する。
④ アミノ酸由来の生理活性物質について学習する。

タンパク質（protein）は古代ギリシャ語のプロテイオス（proteios；一番重要なもの）を語源としていると言われる。その構成元素は、炭素（C）、水素（H）、酸素（O）の3元素に加えて窒素（N）や硫黄（S）を含む。このNとSはタンパク質の最小構成単位であるアミノ酸に由来する。

1 アミノ酸

アミノ酸（amino acid）は脂肪酸のいわば親戚筋に当たり、タンパク質を構成するアミノ酸は、脂肪酸のカルボキシル基（-COOH）に隣接するα位炭素にアミノ基（-NH$_2$）がついたα-アミノ酸である（図1-14）。その結果、α位炭素は4本の手がそれぞれ異なる原子または原子団と手を**結ぶ**ため、D型とL型の2種類の異性体が生じる（図1-14）。アミノ基がβ〜ω位の炭素（図1-7参照）についたβ〜ω-アミノ酸も存在するが、タンパク質を構成するアミノ酸

> **Point 結ぶ**：このような炭素を不斉炭素という。不斉炭素をもつ物質には光学的異性体が存在し、DとLで区別される。D型とL型は左手と右手、あるいは鏡の実像と虚像の関係にあり、決して重ならない。

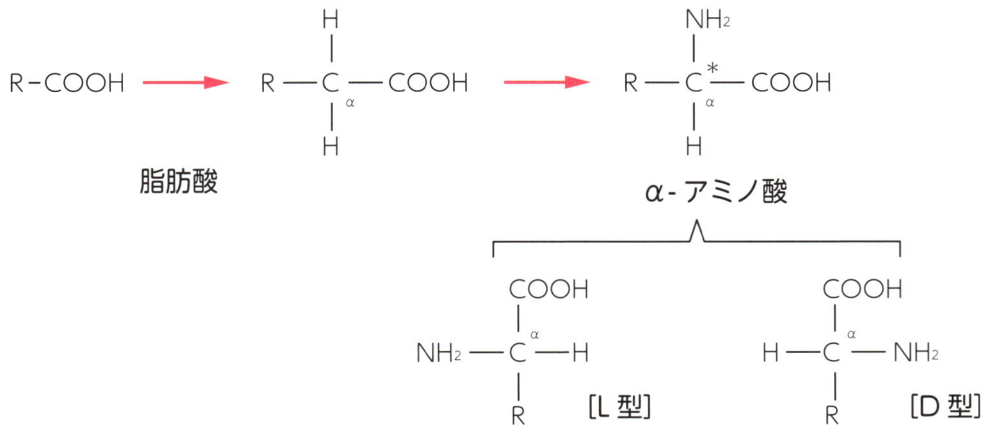

図1-14 LおよびD型のα-アミノ酸
（＊印は不斉炭素を表す）

4 タンパク質

表1-6 タンパク質を構成するアミノ酸

大分類	中分類	小分類	アミノ酸（略号）
脂肪族アミノ酸	中性アミノ酸		グリシン（Gly）、アラニン（Ala）
		ヒドロキシアミノ酸	セリン（Ser）、ス（ト）レオニン（Thr）
		分岐鎖アミノ酸	ロイシン（Leu）、イソロイシン（Ile）、バリン（Val）
		含硫アミノ酸	メチオニン（Met）、システイン（Cys）
	酸性アミノ酸		グルタミン酸（Glu）、アスパラギン酸（Asp）
	アミド		グルタミン（Gln）、アスパラギン（Asn）
	塩基性アミノ酸		リジン（Lys）、アルギニン（Arg）
環状アミノ酸	芳香族アミノ酸		フェニルアラニン（Phe）、チロシン（Tyr）
	異環族アミノ酸（イミノ酸）		トリプトファン（Trp）*1 プロリン（Pro）、ヒスチジン（His）*2

*1 トリプトファンは異環族アミノ酸でもある。
*2 ヒスチジンは塩基性アミノ酸ともいえる。

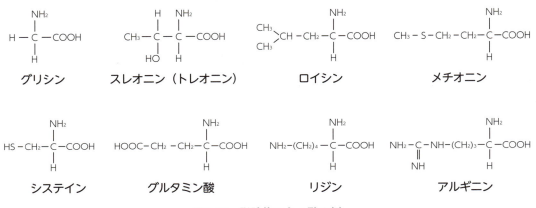

図1-15 脂肪族アミノ酸の例

はすべてL型のα-アミノ酸である（後述の理由でグリシンを除く）。

アミノ酸は360種類以上あるが、タンパク質合成に必要なアミノ酸はDNA上に遺伝暗号で指定されている20種類（表1-6）で、脂肪族アミノ酸と環状構造をもつアミノ酸とに大別できる。前者は脂肪酸に似た鎖状炭素骨格をもつアミノ酸で（図1-15）、その典型はグリシンとアラニンである。グリシンはアルキル基（R-）部分が水素（H）で、α位の炭素が2個の水素原子と手を結んでいるため不斉炭素がなく、これだけはD型とL型の区別がない。アラニンはR-部分がメチル基（CH3-）である。

脂肪族アミノ酸で、酸性基の-COOHと塩基性基の-NH2をそれぞれ1個ずつもつものを中性アミノ酸といい、そのうち水酸基（-OH）をもつセリン、スレオニン（またはトレオニン）をヒドロキシアミノ酸、枝分かれした炭素骨格をもつロイシン、イソロイシン、バリンを分岐鎖アミノ酸、硫黄（S）を含むメチオニン、システインを含硫アミノ酸と呼ぶ。

-COOH基を2個もち、-NH2基を1個もつグルタミン酸、アスパラギン酸を酸性アミノ酸といい、**実際に酸っぱい味がする**。酸性アミノ酸の2つの-COOH基のうち、α位とは反対側の

 実際に酸っぱい味がする：調味料のグルタミン酸ソーダは水に溶けてイオン化し、このグルタミン酸イオンには旨みがある。

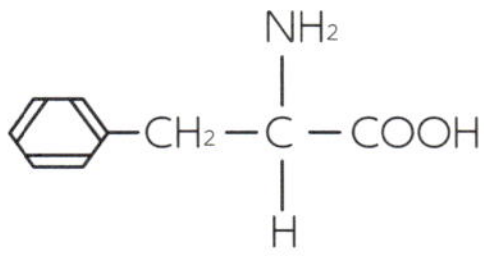

フェニルアラニン 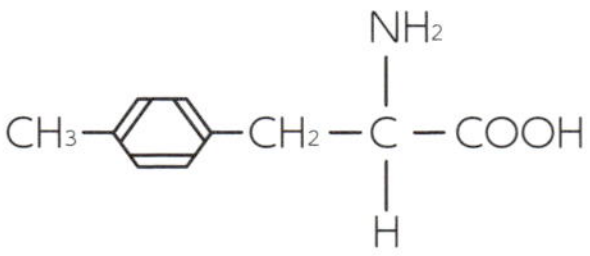　　　　　チロシン 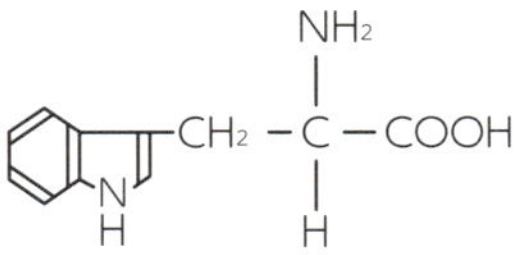　　　　　　トリプトファン

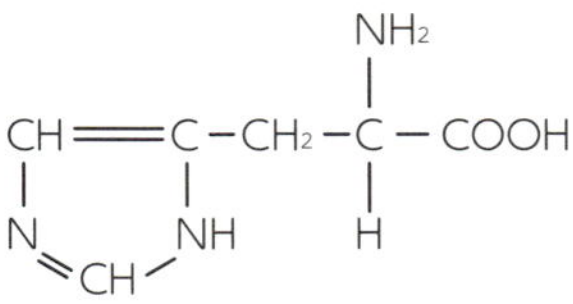

ヒスチジン 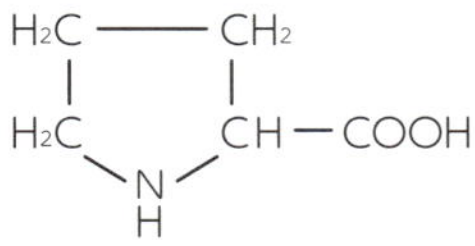　　　　　　　　プロリン

図1-16　環状構造をもつアミノ酸の例

-COOH基にアンモニアがついて-CONH$_2$となったものをアミドという（グルタミン、アスパラギン）。逆に、-COOH基を1個もち、塩基性基の-NH$_2$を2個もつリジン、アルギニンを塩基性アミノ酸という。

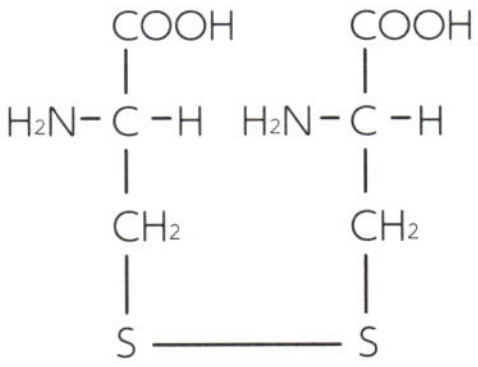

シスチン

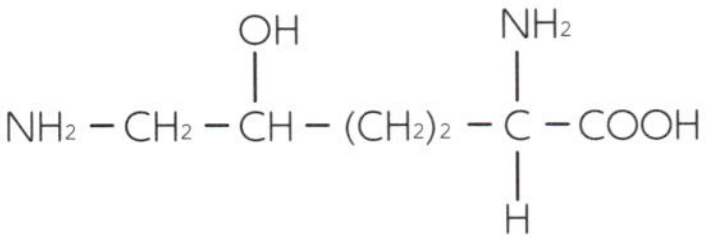

δ-ヒドロキシリジン

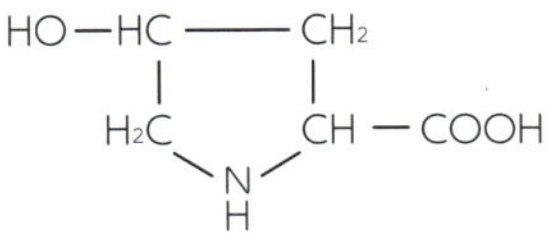

4-ヒドロキシプロリン

**図1-17　タンパク質合成後の修飾により
生じるアミノ酸**

　環状構造をもつアミノ酸（**図1-16**）は、炭素骨格に六員環をもつ芳香族アミノ酸（フェニルアラニン、チロシン）と、五員環をもつ異環族アミノ酸（プロリン、ヒスチジン）に分けられる。トリプトファンは、六員環と五員環を併せもつので芳香族とも異環族ともいえるが、分類上は芳香族に入れる。ヒスチジンは五員環をもつ異環族アミノ酸であるが、イミノ基（脚注参照）とアミノ基を1個ずつもつため塩基性アミノ酸である。これらは苦味をもつ。

　なお、タンパク質合成に必要なアミノ酸は、ちょうど20種類であるが、タンパク質を加水分解すると通常20種類以上のアミノ酸が検出される。これは、タンパク質合成後にアミノ酸間に**特殊な結合**が生じ、その結果新たなアミノ酸が生じるためである。その種のアミノ酸にはシスチン、δ-ヒドロキシリジン、4-ヒドロキシプロリンなどがある（**図1-17**）。

Point **五員環**：この五員環は、アミノ基（-NH$_2$）の代わりにイミノ基（＞NH）をもつために生じたもので、プロリンは厳密にはアミノ酸ではなくイミノ酸であるが、区別せずにアミノ酸として扱われる。
特殊な結合：ジスルフィド結合（-S-S-）や水素結合など。これらの結合はタンパク質の立体構造（P.26参照）を保持するため、「タンパク質合成後の修飾」として生じる。

第1章　栄養学概論

23

4 タンパク質

NH₂-C(R₁)(H)-CO·OH + H-N(H)-C(R₂)(H)-COOH → NH₂-C(R₁)(H)-CO·NH-C(R₂)(H)-COOH

アミノ酸　　アミノ酸　　　　　　ジペプチド

NH₂-C(R₁)(H)-CONH-C(R₂)(H)-CONH-C(R₃)(H)-----C(R_{n-1})(H)-CONH-C(Rₙ)(H)-COOH

N末端　　　　　　タンパク質（ポリペプチド）　　　　　C末端

図1-18　ペプチド結合とタンパク質

2 必須アミノ酸と非必須アミノ酸

タンパク質は**多数の**アミノ酸がペプチド結合（図1-18）したもので、一方の末端を未結合の-COOH基が残るC末端とすると、他方は未結合の-NH₂基が残るN末端である（図1-18）。

体タンパク質は血中の遊離アミノ酸を基に合成され、その合成には遺伝暗号で指定されている20種類のアミノ酸が必要である（生理的必須）。しかし20種類中の約半分は動物体内で合成できる（非必須アミノ酸または可欠アミノ酸）。残りの約半分は合成できないか、または合成量が不足するため食事から供給されなければならない（必須アミノ酸または不可欠アミノ酸）。すなわち、この場合の必須とは食事中必須の意味である。

必須アミノ酸の種類や数は動物種やライフステージにより異なるが、およそ9種類は**共通である**（表1-7）。芳香族アミノ酸のチロシンと含硫アミノ酸のシステインは非必須であるが、それぞれ同類のフェニルアラニン、メチオニンからしか合成されないため、チロシンやシステインが適量あったほうが、必須アミノ酸であるフェニルアラニン、メチオニンが節約できる。そこで、チロシンやシステインを準（半）必須

表1-7　必須アミノ酸

アミノ酸	ヒト	ラット	豚	犬	猫	鶏
グリシン	×	×	×	×	×	○
アルギニン	×	△	△	○	○	○
ヒスチジン	△	○	○	○	○	○
ロイシン	○	○	○	○	○	○
イソロイシン	○	○	○	○	○	○
バリン	○	○	○	○	○	○
リジン	○	○	○	○	○	○
メチオニン	○	○	○	○	○	○
フェニルアラニン	○	○	○	○	○	○
ス(ト)レオニン	○	○	○	○	○	○
トリプトファン	○	○	○	○	○	○
タウリン	×	×	×	×	○	×

○：必須、△：成長期のみ必須、×：非必須

アミノ酸と呼び、犬や猫でアミノ酸の必要量を示す場合、通常はフェニルアラニン＋チロシン、メチオニン＋**シスチン**の各合計量が示される（付表1～4参照）。

多数の：一般にアミノ酸100個以上のものをタンパク質、それ以下をペプチドと呼ぶが、例外も多く、50個程度でもタンパク質と呼ばれる場合がある（例：プロタミン）。
共通である：これらのアミノ酸は炭素骨格の構造が特殊なため、多くの動物で合成困難である。
シスチン：システイン（図1-15）ではなくシスチン（図1-17）であるのは、タンパク質を分解するとシステイン2分子がジスルフィド結合（-S-S-）したシスチンの形で検出されるためである。

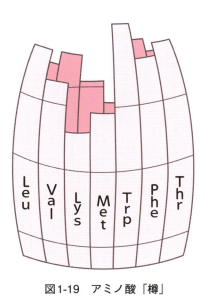

図1-19　アミノ酸「樽」

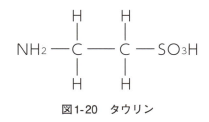

図1-20　タウリン

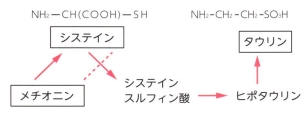

図1-21　メチオニンからタウリンへの転移
（猫ではシステインからシステインスルフィン酸への合成能力が弱い。）

　実際に食事の配合設計をする際には、必須アミノ酸の量的バランスも大事な要素となる。これを理解するために模式的に示したのがアミノ酸樽（リービッヒの樽あるいはドベネックの樽ともいう）である。約10枚程度の板で樽が構成されるとした場合に、この一枚ごとの板を個々の必須アミノ酸と仮定する。この板の長さが必須アミノ酸ごとの要求量に対する充足率と考える。樽に水を張るときには、樽に入る水は、一番低い板が律速条件となってタンパク質の栄養価を決定すると理解できる。この一番低いアミノ酸が第一制限アミノ酸、二番目が第二制限アミノ酸となる。これらの長さを伸ばすことで、タンパク質の栄養価が改善できることになる（図1-19）。

　グルタミンは非必須アミノ酸であるが、重大な内科疾患や外科手術の後などには不足する場合があるため、条件的必須アミノ酸とも呼ばれる。アルギニンは、多くの動物で成長後は必須でなくなる。しかし犬や猫（それに鶏）では成長後も必須である。その理由は後述する（P.102参照）。

　鳥類や爬虫類では、アミノ酸の分解に際してアミノ基から生じたアンモニアが尿酸の形で排泄されるが、尿酸の合成にはグリシンが使われるため、鶏ではグリシンも必須である。

　タウリン（図1-20）は含硫アミノ酸のシステインから合成され、カルボキシル基（-COOH）の代わりにスルホン酸基（-SO$_3$H）をもつため厳密にはアミノ酸ではない。しかし、猫や新世界猿ではシステインからのタウリン合成能が十分に発達しなかった（図1-21）うえ、肉食動物である猫では胆汁酸がタウリンと抱合してタウロコール酸（P.19、103参照）をつくるため、タウリンの要求量が著しく多い（50mg/日）。

　猫でタウリンが欠乏すると死産や奇形、網膜萎縮、拡張性心筋症などが生じるため、タウリンは必須アミノ酸として扱われる。植物性原料にはタウリンが少ないため、それを多く含むキャットフードには特にタウリンの添加が必要である（表1-7、付表2、4）。

3　タンパク質の構造と機能

　動物体内に存在するタンパク質は、皮膚や筋

4 タンパク質

肉、血管、消化管など体構造をつくる構造（性）タンパク質と、アルブミン、グロブリンなど血清タンパク質や、膜タンパク質、酵素、ヘモグロビンのように重要な生理機能をもつ機能性タンパク質とに分けられる。

合成直後のタンパク質はアミノ酸が直鎖状に並び、このような直鎖構造を一次構造という。しかし直鎖構造は不安定で、すぐに安定した立体構造に変わるため、実際には直鎖構造のタンパク質というのは存在しない。実際に存在するのは二次〜四次の高次構造である。

二次構造とは、タンパク質が「こより」のように巻きついた繊維状、または何重にも折り畳まれた布状の構造である。筋肉や体毛は繊維状タンパク質、皮膚・血管・消化管は布状タンパク質からなる。二次構造のタンパク質は特殊なアミノ酸組成をもつものが多く、反応性も乏しいので体構造を保持するのに適する。

三次構造とは、二次構造がさらに複雑に折り畳まれた球状構造である。球状タンパク質は、疎水基（親油基）が内側に折り畳まれて親水基だけが表面に出るため、一般に可溶性で反応性も強い。特殊機能をもつ球状タンパク質には酵素、担体、抗体などがある。これらには特定の物質（リガンドという）と結合しやすい性質がある。なお、四次構造というのは異なる球状タンパク質が会合（共有結合）したものである。

1）酵素

酵素（enzyme）はリガンドである基質と特異的に結合し、その化学反応を触媒する。酵素には、酵素活性のない球状タンパク質（アポ酵素）に補酵素が結合して初めて完全な酵素（ホロ酵素）になるものがある（図1-22）。

補酵素は、それ自体がビタミンB群であるが、ビタミンB群を構成成分とする物質である。

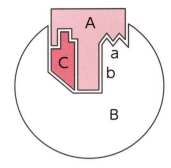

A：基質
B：アポ酵素 ｝ホロ酵素
C：補酵素

a：基質結合部位 ｝活性中心
b：触媒部位

図1-22　酵素と補酵素

2）輸送タンパク質

脂質など疎水性物質や有害物質を血中輸送する水溶性タンパク質で、アルブミンがその代表例である。

3）抗体

抗体（antibody）は抗原（antigen）に対する免疫反応によって産生されるタンパク質で、すべてグロブリンである。リガンドである抗原と特異的に結合し、沈降、溶解、中和などの作用により抗原を破壊して生体を防御する。

免疫グロブリン（Ig）にはIgA、IgD、IgE、IgG、IgMの5種類がある。

4）複合タンパク質

球状タンパク質にタンパク質以外のリガンドが不可逆的に結合したものを複合タンパク質と呼び、特異な機能をもつ。この場合のリガンド

> **Point**
> **存在しない**：タンパク質の一次構造とは、事実上アミノ酸の配列を意味する。
>
> **用語解説**
> **高次構造**：二次構造以上をまとめて高次構造（コンフォメーション）という。
> **四次構造**：たとえば、小麦グルテンはグルテニンという球状タンパク質と、グリアジンという別の球状タンパク質が会合した四次構造のタンパク質である。
> **アポ**：apo-は「部分」または「分離」を意味する接頭語。
> **ホロ**：holo-は「全体」または「完全」を意味する接頭語。

表1-8 アミノ酸から生じる主な生理活性物質

アミノ酸	生理活性物質	分類	生理作用
チロシン＊1	カテコールアミン類	ドーパミン	神経伝達物質
		ノルアドレナリン＊2 （ノルエピネフリン）	神経伝達物質：心拍出力減少、血圧上昇、血管抵抗増加など
		アドレナリン＊3 （エピネフリン）	副腎髄質ホルモン：心拍出力増加、血糖上昇、血管抵抗減少など
	チロキシン （サイロキシン）		甲状腺ホルモン：グルコース吸収促進、糖新生およびタンパク質分解促進など
	チラミン		脳における神経伝達作用の調整
トリプトファン	セロトニン		神経伝達物質：腸管運動促進、毛細血管収縮
	メラトニン		松果体ホルモン：サーカディアンリズム維持
	ナイアシン		ビタミンB群の一部
リジン	カダベリン		オータコイド：核酸合成促進など
	カルニチン		オータコイド：脂肪酸の酸化促進など
ヒスチジン	ヒスタミン		オータコイド：毛細血管拡張、平滑筋収縮など
グルタミン酸	γ-アミノ酪酸（GABA）		抑制性神経伝達物質
セリン	コリン		ビタミンB群の一種

＊1 チロシンはフェニルアラニンから生じる。
＊2 直接はドーパミンから生じる。
＊3 直接はノルアドレナリン（ノルエピネフリン）から生じる。

は特に補欠分子族と呼ばれる。たとえば、赤血球のヘモグロビンはヘム（鉄ポルフィリン）を補欠分子族とする複合タンパク質で、血中で酸素を運搬する。

4 アミノ酸由来の生理活性物質

アミノ酸にも重要な生理機能をもつものがある。たとえば、アルギニンはインスリンやグルカゴンを含むホルモンの分泌や、免疫反応を促進する。さらに、多くのアミノ酸からは種々の生理活性物質が生じる（表1-8）。最も生理活性物質を生じやすいアミノ酸は、特異な炭素骨格をもつトリプトファンと芳香族アミノ酸（フェニルアラニン、チロシン）である。

トリプトファンが脳内で代謝を受けるとセロトニン、メラトニンを生じる（図4-8参照）。

メラトニンは松果体で産生され、サーカディアンリズム（バイオリズム）をつくる物質として知られている。肝臓で代謝されるとビタミンB群の一種であるナイアシンを生じる（図4-8参照）。なお、生理活性物質ではないが、トリプトファンが腸内細菌により分解されると屍の臭気成分であるインドール、スカトールが生成される。

一方、フェニルアラニン（直接はチロシン）からは神経伝達物質のチラミンやドーパミン、ノルアドレナリン（ノルエピネフリン）、アドレナリン（エピネフリン）が生じる。ノルアドレナリンとアドレナリンは副腎皮質ホルモンでもある。また、甲状腺ではヨウ素を含むホルモ

松果体：間脳上壁につながる小器官。

4　タンパク質

ン・チロキシン（サイロキシン）が合成される。なお、皮膚の黒色色素であるメラニンもチロシンの酸化により生じる。

　ヒスチジンから生じるヒスタミンには平滑筋の収縮や毛細血管拡張などの生理作用があるが、

アレルギー性皮膚炎における痒みの原因物質として知られる（P.138〜139参照）。セリンのメチル化により生じるコリンもビタミンB群の一種である。

復　習

① アミノ酸の「生理的必須」と「食事中必須」の相違について。

② 準必須アミノ酸とは。

③ 球状タンパク質が機能性に富む理由とは。

④ 猫ではタウリンが必須である理由とは。

問 題 4

(1) タンパク質合成に必要なアミノ酸の数と、タンパク質を構成するアミノ酸の数が一致しない理由を述べなさい。

(2) 次の生理活性物質が生じるアミノ酸は何か答えなさい。

① ギャバ（GABA）

② ヒスタミン

③ カルニチン

④ メラトニン

⑤ アドレナリン

(解答はP.174)

⑤ ビタミン

学習目標

① 脂溶性ビタミンの特徴を理解する。

② 水溶性ビタミンの特徴を理解する。

③ ビタミンB群の共通点について理解する。

④ 欠乏症または過剰症について学習する。

❶ 脂溶性ビタミン

ビタミン類は脂溶性と水溶性に分けられる。脂溶性ビタミンにはA、D、E、Kの**4種類**がある。脂溶性ビタミンは体内に蓄積しやすく、したがって過剰摂取による中毒があり得るため、一般に長期間の多量連続給与は避けたほうがよい。脂溶性ビタミンの毒性の強さはA＞D＞Kで、Eには毒性がない。

1）ビタミンA

ビタミンAはレチノール（retinol）という不飽和アルコールで（**図1-13**参照）、その0.3μgを1IUとしている。レチノールは肝油、牛乳、卵など動物性食品に含まれている。一方、植物には動物体内でレチノールに転換されるプロビタミンAとして黄色〜赤色色素のカロテノイドが含まれている。主なものはα-、β-、γ-カロテンとクリプトキサンチンで、ビタミンA活性はβ-カロテンが最も高い（P.19〜20参照）。しかしカロテンは吸収が悪いので、ビタミンA効果はβ-カロテンでもレチノールの半分程度である。また、猫など肉食動物はカロテンをビタミンAに転換できない（P.20参照）。

(1) 生理作用

網膜には光を吸収して視覚を生じさせる色素ロドプシンがある。これは特殊な膜タンパク質にレチノールの誘導体であるレチナールが結合したもので、光を感受するとレチナールの立体構造が変化して光信号を脳に伝える。また、ムコ多糖類の生成に寄与することにより皮膚、粘膜、発育中の骨の構造を保護する。

(2) 欠乏症

ビタミンA欠乏症は眼症状と、それ以外とに分けられる。前者には夜盲症、網膜変性、眼球乾燥症などがあり、後者には食欲不振、成長不良、免疫機能低下などがある。

(3) 過剰症

ビタミンAは要求量の10数倍〜数10倍で中毒を生じさせる。最も特徴的な症状は造骨細胞の抑制による骨の発育異常で、しばしば関節の

Point　4種類：かつては必須脂肪酸（P.16参照）も脂溶性ビタミンとみなされ、ビタミンFと呼ばれた。

用語解説　IU：国際単位（international unit）。国際栄養科学連合によって定められたビタミンの効力の単位。ビタミンごとに基準化合物の一定重量を1IUとする。

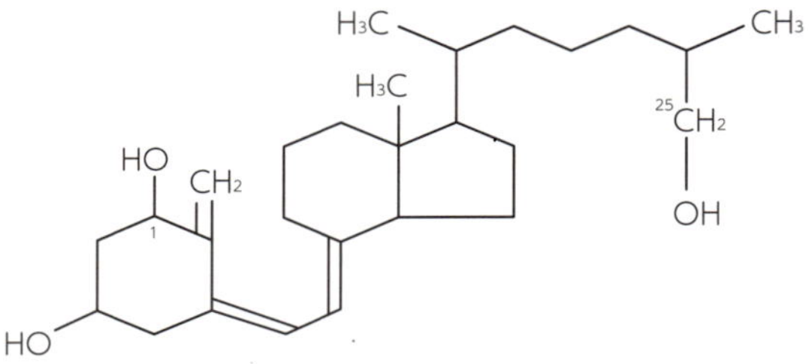

図1-23　活性ビタミンD_3
（1, 25-ジヒドロキシビタミンD_3）

表1-9　トコフェロールとトコトリエノールの活性				
トコフェロール	α-	1	×0.25	α-
	β-	0.25	×0.25	β-
	γ-	0.1	×0.25	γ-
	δ-	0.001	×0.25	δ-

(右列「トコトリエノール」)

腫脹や疼痛を伴う。他の症状としては食欲不振、成長不良、知覚過敏、運動失調などがある。

2）ビタミンD

植物中にはビタミンD_2であるエルゴカルシフェロール、およびコレステロールの誘導体である7-デヒドロコレステロールがあり、紫外線照射を受けると、それぞれビタミンD_2およびD_3（コレカルシフェロール）に変わる（P.20参照）。

ビタミンDは肝臓、腎臓、脂肪組織などに蓄えられるが、貯蔵中はビタミン活性がない。必要に応じて血中に放出されたのち、肝臓と腎臓でそれぞれ25位と1位の炭素に水酸基（-OH）がついて活性ビタミンD（1, 25-ジヒドロキシビタミンD）に変わる（図1-23）。

1 IUは0.025 μgD_3で、哺乳類ではD_2とD_3は等価であるが、毒性はD_3のほうが強い。ビタミンDは肝油や卵などに多く、植物性食材には少ない。

(1) 生理作用

血中カルシウム（Ca）およびリン（P）濃度が低下すると、甲状腺上皮小体（＝副甲状腺）ホルモン（PTH）の作用でビタミンDが貯蔵部位から放出され、活性化される。その結果、小腸からのCa, Pの吸収が促進される一方、腎臓からのCa, Pの排泄が抑制されるため、血中Ca, P濃度が維持される。逆に、血中Ca, P濃度が上

昇すると甲状腺C細胞からカルシトニンが分泌され、活性ビタミンDの生成が抑制される。

(2) 欠乏症

ビタミンD欠乏は、成長期にはクル病、成熟後は骨軟化症や骨粗鬆症を招くが、犬や猫では骨軟化症はほとんど臨床症状を示さない。

(3) 過剰症

要求量の数10～100倍を摂取すると過カルシウム血症を生じ、尿細管、心臓の弁、大血管壁などの軟組織が石灰化し、死に至ることもある。

3）ビタミンE

ビタミンEにはα-、β-、γ-、δ-トコフェロールと、α-、β-、γ-、δ-トコトリエノールの計8種類があり、活性はα-トコフェロールが最大で、δ-トコトリエノールが最小である（表1-9）。

合成品のα-トコフェロール酢酸1mgを1 IUとしている。ビタミンAやDとは異なり、ビタミンEは胚芽、胚芽油、穀類など植物性食材に多い。

(1) 生理作用

ビタミンEは特異的に抗酸化作用が強く、生体膜（図1-10参照）の脂質や二重結合の多いビタミンA（図1-13参照）の安定化など、ビタ

> **Point** 活性ビタミンD：ビタミンDは体内で合成されて貯蔵され、必要に応じて活性化されるため、ビタミンではなくホルモンであるとする意見もある。その作用機序もステロイドホルモンのそれに似ている。

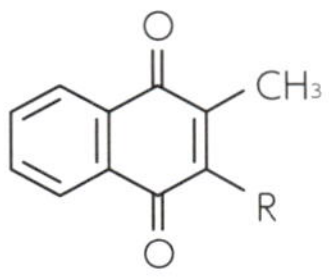

$K_1: R = -CH_2CH = C(CH_2)_3CH(CH_2)_3CH(CH_2)_3CHCH_3$

$K_2: R = -(CH_2CH = CCH_2)_nH \quad n = 6\sim9$

$K_3: R = -H$

図1-24　ビタミンK

ミンEの生理作用の多くは活性酸素による過酸化を防ぐことによる。

(2) 欠乏症

　ビタミンEは、かつては抗不妊因子と呼ばれたが、動物により欠乏症はまちまちである。それらのうちのあるものは、セレン（Se）の投与で症状が緩和される（P.41参照）。犬では骨格筋の萎縮、精子形成不全、腸平滑筋の褐色色素沈着など、猫では間質性心筋炎、骨格筋炎、脂肪組織炎などが知られている。

(3) 過剰症

　ビタミンEの過剰症は生じにくい。その大過剰はビタミンA、D、Kの吸収を阻害するが、これは脂溶性ビタミン間の拮抗とみなされる。

4）ビタミンK

　ビタミンK（**図1-24**）は、自然界には緑色植物にK_1、肝臓や魚粉にK_2が存在するが、いずれも土壌細菌や腸内細菌により合成され、蓄積されたものである。合成品のK_3は最も効力が高いが（K_1の3.3倍）、吸収が悪いうえに過剰症が出やすい。

(1) 生理作用

　血液凝固反応や骨成長に関係する。

　ヒト用の食材である納豆はビタミンKのよい給源となる。

(2) 欠乏症

　多くの食材がビタミンKを含むうえ、腸内細菌によって合成されるため、成犬・成猫にビタミンK欠乏が生じることは、まずない（犬用のAAFCO（2016）には要求量の記載はない。AAFCO：第3章（P.75）を参照されたい）。

　しかしクマリンのような凝血拮抗剤や抗生物質の投与時、あるいは消化器疾患による吸収不良時には不足する可能性がある。主症状は血液凝固時間の延長と、出血性病変である。

(3) 過剰症

　要求量の1000倍以上もの大過剰では、致死的貧血、高ビリルビン血症、重度の黄疸などが生じる。

❷ 水溶性ビタミン

　ヒトでは水溶性ビタミンにはB群とCがある。コリンを除くB群には、それ自体が補酵素（**図1-22**）であるか、または補酵素の一部になるという共通の特徴がある。また、B_6、B_12、コリンを除く水溶性ビタミンは、細胞内への蓄積に限界があり、速やかに排泄されてしまうため、一般には過剰症は生じにくい。

　ビタミンC（アスコルビン酸）は、犬や猫では肝臓や腸管でグルコースから容易に合成される。したがって、犬や猫では水溶性ビタミンは

用語解説 **活性酸素**：普通の酸素とは電子の配列が異なり、他から電子を奪う力（酸化力）が非常に強い酸素。過酸化物や染色体異常を生じやすい。

Point **ビタミンK**：ビタミンKの"K"は発見順につけられた記号ではなく、血液凝固を意味するドイツ語"Koagulation"の頭文字に由来する。
ビリルビン：老廃赤血球のヘモグロビンから主に肝臓でつくられる物質で、胆汁や尿中に排泄される。

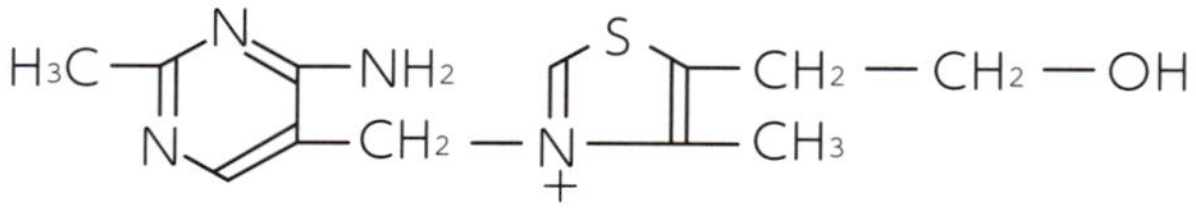

図1-25　ビタミンB₁（チアミン）

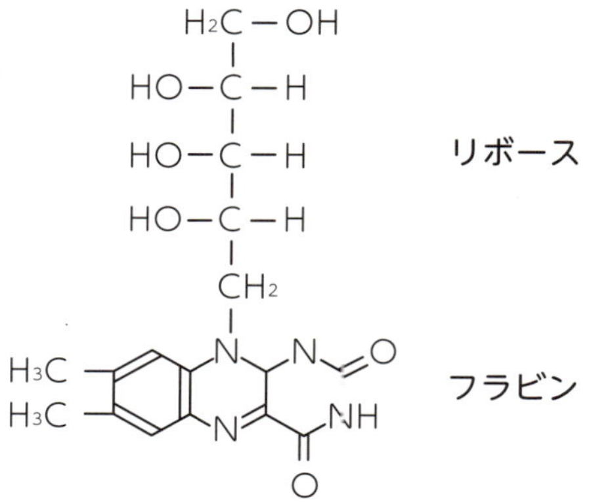

図1-26　ビタミンB₂（リボフラビン）

すべてビタミンB群とみなしている。ただ、犬や猫でも特殊な場合には必要とする場合もあるため、ビタミンB群のあとにビタミンC（アスコルビン酸）を記載しておく。

1）ビタミンB₁（チアミンまたはサイアミン）

抗脚気因子である（P.4参照）。

分子内に硫黄を含むため臭気があり、熱に弱い。糖、フスマ、胚芽などに含まれる。生魚にはB₁分解酵素（チアミナーゼまたはアノイリナーゼ）を含むものが多い（P.73参照）。

（1）生理作用

チアミン（図1-25）にリン酸2分子が結合したチアミンピロリン酸は、糖やアミノ酸の代謝に関与する酵素の補酵素である。非酵素的作用として、神経細胞に存在するチアミンピロリン酸は、塩素イオンの透過性を制御する。

（2）欠乏症

欠乏症は犬より猫で出やすく、猫では食欲不振、成長不良、多発性神経炎、運動機能障害、不全麻痺が認められ、犬では心臓肥大、不全麻痺、四肢の失調症などが報告されている。犬と猫の要求量の比較例としては、AAFCO（2016）では猫は犬の約2.5倍としている。

2）ビタミンB₂（リボフラビン）

黄色色素フラビンに直鎖状の五炭糖のリボースが結合したもので（図1-26）、肉、卵、牛乳、緑草、酵母などに含まれる。

（1）生理作用

ビタミンB₂は補酵素FAD（フラビン・アデニン・ジヌクレオチド）およびFMN（フラビン・モノヌクレオチド）の構成成分として、エネルギー代謝やアミノ酸の酸化に関与する。

（2）欠乏症

実験的発症例では、犬・猫とも食欲不振、体重減少、運動失調、乾燥性皮膚炎、白内障などがある。

3）ビタミンB₆（ピリドキシン）

ピリドキソール、ピリドキサール、ピリドキサミンの3種類があり、相互に転換が可能である（図1-27）。

（1）生理作用

それ自体がアミノ酸代謝に関与する補酵素である。各種食材に含まれているため欠乏症は出にくいが、肉食動物である猫は要求量が多い。

 不全麻痺：運動機能の異常により生じた歩行異常。随意運動が完全に失われたものを麻痺、多少とも残るものを不全麻痺という。

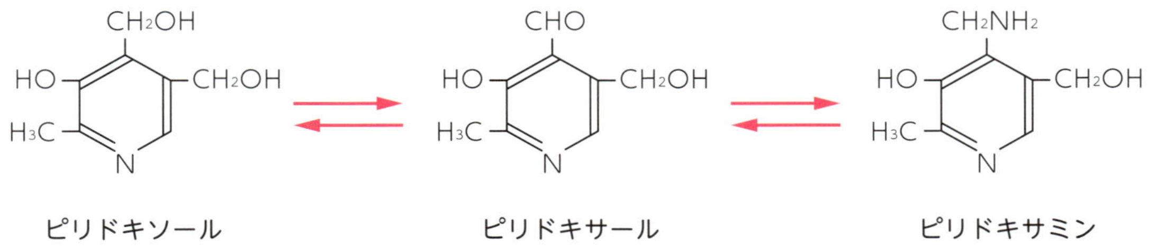

図1-27　ビタミンB$_6$（ピリドキシン）

ピリドキソール　　ピリドキサール　　ピリドキサミン

（2）欠乏症

　犬・猫とも食欲不振、成長不良、体重減少、貧血、痙攣、尿細管萎縮などが生じる。

（3）過剰症

　実験的には軽度の毒性（運動失調、筋肉の弱化、平衡感覚欠如）がある。

4）ビタミンB$_{12}$（コバラミン）

　赤血球中のヘム（鉄ポルフィリン）に似た複雑な化合物で、鉄の代わりにコバルトを含む（**図1-28**）。

（1）生理作用

　葉酸活性化酵素などの補酵素で、水溶性ビタミンには珍しく肝臓内に長期保存される。また、

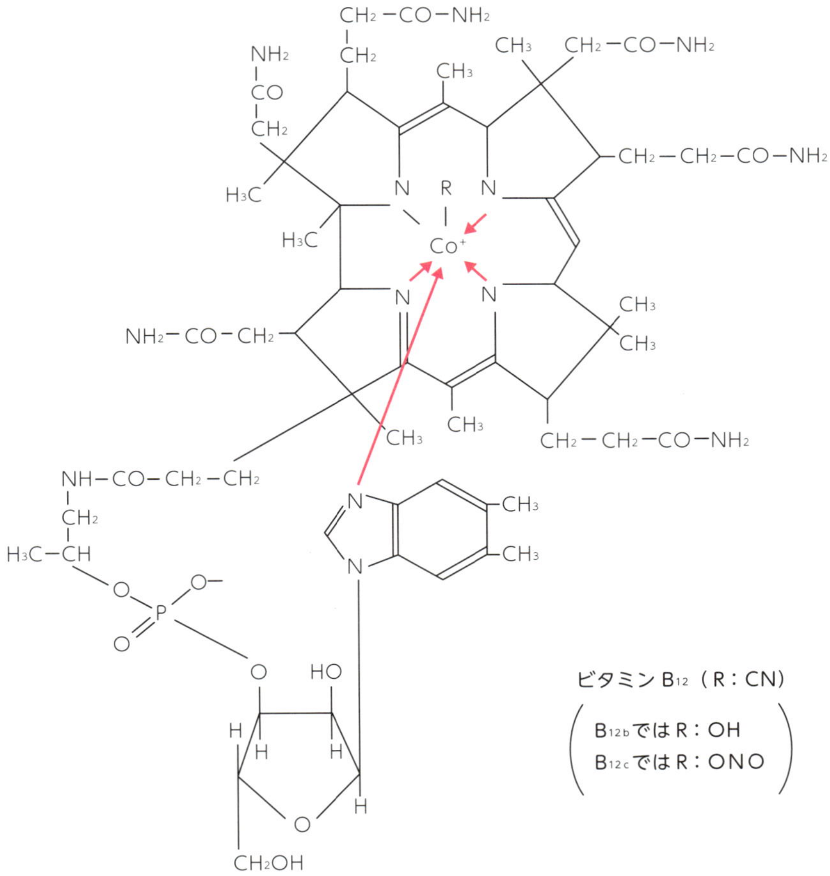

ビタミンB$_{12}$（R：CN）

$\left(\begin{array}{l}\text{B}_{12b}\text{ではR：OH}\\\text{B}_{12c}\text{ではR：ONO}\end{array}\right)$

図1-28　ビタミンB$_{12}$

第1章　栄養学概論

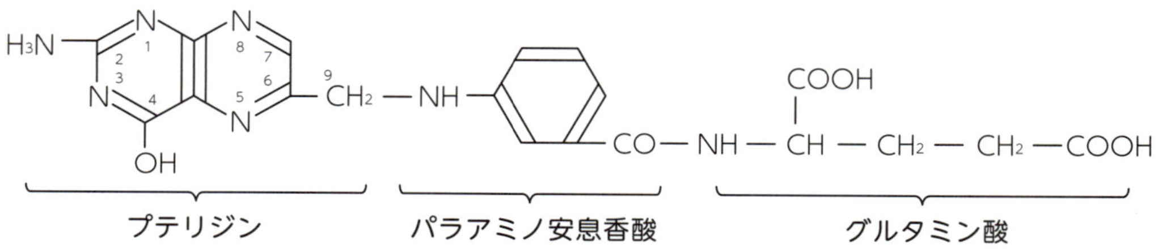

5 ビタミン

図 1-29　葉酸（フォラシン）

テトラヒドロ葉酸は 5、6、7、8 位炭素に H がつく。

B_{12} の吸収には胃壁から分泌される内因子が必要で、内因子と複合体をつくって初めて回腸の受容体から吸収される。

(2) 欠乏症

肝臓への蓄積に加え、動物性タンパク因子と呼ばれるほど肉、レバー、卵などに多く、腸内細菌によっても合成されるため欠乏しにくい。

実験的には成長抑制、神経障害、活性化葉酸（THF）の欠乏による貧血などが生じる。

(3) 過剰症

大過剰量の筋注・静注により血管系の異常が生じる。

5）葉酸（フォラシン）

葉酸は、プテリジン、パラアミノ安息香酸、グルタミン酸の3要素からなり（図1-29）、同様の活性をもつ類縁物質を含めてフォラシンと呼ばれる。緑草類のほか、レバー、卵黄、乳、肉に含まれる。

(1) 生理作用

葉酸の活性型であるテトラヒドロ葉酸（THF）は、メチル基転移酵素の補酵素として核酸やリン脂質（図1-11参照）の生合成、アミノ酸代謝などに関係する。B_{12} の代謝と関係が深い。

(2) 欠乏症

食欲不振、体重減少、巨大赤血球性貧血（悪性貧血）、白血球減少、舌炎などが生じる。

6）ビオチン

硫黄を含む環状化合物である（図1-30）。

高等動物は合成できず、半分は腸内細菌、残りは食事から供給される。主要供給源はレバー、卵黄、酵母、胚芽などである。

(1) 生理作用

多くの酵素の補酵素として糖・脂肪酸・一部のアミノ酸の代謝や核酸塩基（プリン）の合成に関与する。

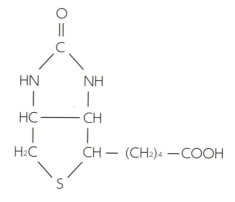

図 1-30　ビオチン

> **Point**
> 内因子：コバラミン結合タンパク質。以前はコバラミンを外因子と呼んだために、この名がある。
> 葉酸：ほうれん草から発見されたことからこの名がある。

図1-31　ナイアシン

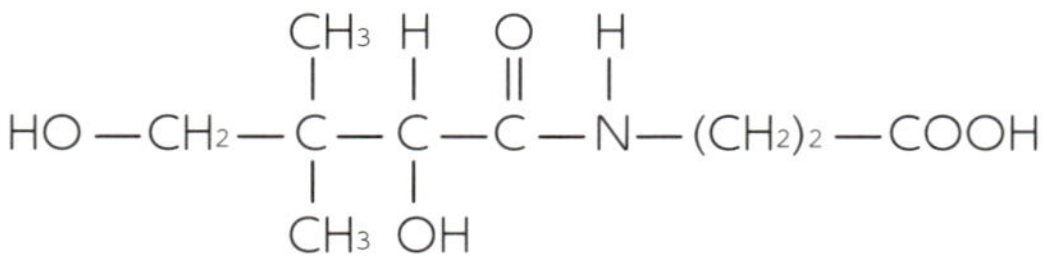

図1-32　パントテン酸

（2）欠乏症

犬では食欲不振、過尿症、唾液過分泌、血便を伴う下痢、猫では皮膚炎、脱毛などが認められるが、犬や猫でビオチン欠乏の自然発生例はまれである。実験的にビオチン欠乏を作出するには、低ビオチン食に加えて生の卵白を与える。卵白中にはビオチンと特異的に結合して吸収を妨げる塩基性糖タンパク質アビジン（avidin）が含まれている。

7）ナイアシン

ニコチン酸とその誘導体であるニコチンアミドを包括してナイアシンと呼ぶ（図1-31）。

トリプトファンが肝臓で代謝されると、通常トリプトファン60 mgにつき1 mgのナイアシンが生じるが（図4-8参照）、それだけでは多くの動物のナイアシン必要量は満たされない。魚粉や酵母に含まれている。

（1）生理作用

補酵素NAD（ニコチンアミド・アデニン・ジヌクレチド）およびNADP（ニコチンアミド・アデニン・ジヌクレオチドリン酸）の構成成分として脱水素反応、ステロイド代謝、脂肪酸合成に関与する。

（2）欠乏症

ヒトではタンパク質、すなわちトリプトファンの欠乏によってペラグラ（pellagra）と呼ばれる疾患が生じる。症状としては腹が膨らみ、皮膚炎や口内炎、痴呆などが起こる。犬でも舌が壊死する黒舌病（犬ペラグラ症）、猫では舌に赤色潰瘍が生じ、口角症、流涎なども認められる。猫はトリプトファンからのナイアシン合成能が低いため、要求量が多く（付表1〜4参照）、犬よりも欠乏症が出やすい。ただ、野生のネコ科の動物はナイアシン含有量の多い動物性タンパク質の摂取量が多いため、欠乏症は起こりにくい。

（3）過剰症

犬では、過剰投与で血便、痙攣などを発症することもあるとの報告があるが、猫では、報告例がない。

8）パントテン酸

パントテン酸（図1-32）は動植物に広く存在し、補酵素CoAの構成成分で、この補酵素はアセチルCoAとして脂質代謝やエネルギー代謝を促進する。

（1）生理作用

ほとんどがパントテン酸から生合成されるCoAを含む酵素類の作用に関係する。

特に、エネルギー代謝との関係は深い。犬では、経口投与の80％が吸収され、1週間以内に尿中に50％が排泄されるという。

ニコチン酸：タバコに含まれるニコチンは、ニコチン酸の-COOH基の位置にNを含む五員環が結合している。
トリプトファン60 mgにつき1 mg：これをトリプトファンのナイアシン当量という。

第1章　栄養学概論

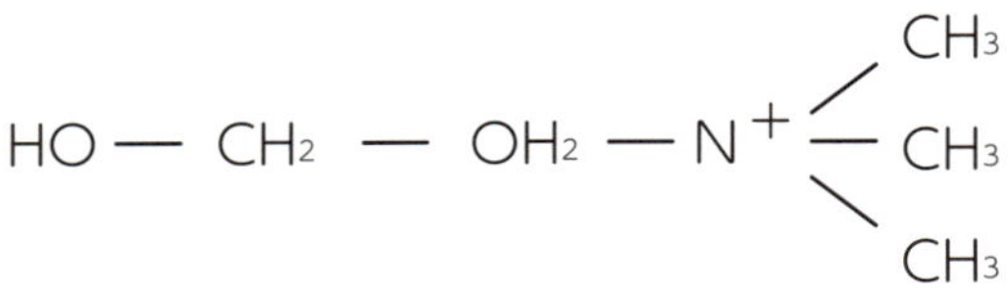

5　ビタミン

$$HO-CH_2-OH_2-N^+\begin{array}{c}CH_3\\CH_3\\CH_3\end{array}$$

図1-33　コリン

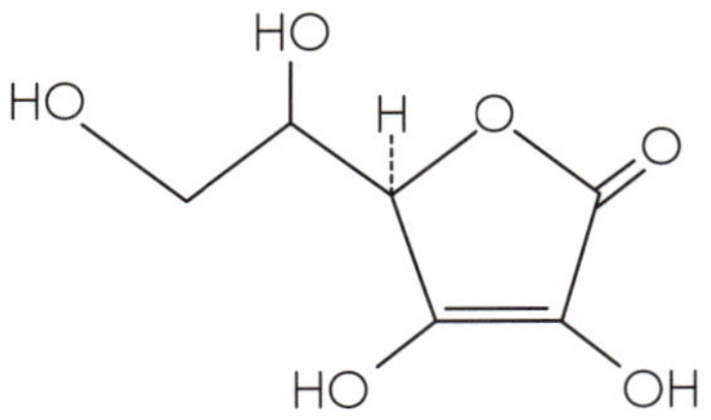

図1-34　ビタミンC（アスコルビン酸）

(2) 欠乏症

パントテン酸欠乏はエネルギー代謝の異常をきたし、成長低下などの全身症状のほか、脂肪肝、昏睡などを生じる。しかしパントテン酸は、ほとんどすべての食材に含まれているため不足しにくい。ただし、犬は特異的に要求量が多い。

9) コリン

コリン（図1-33）は主要な酵素の補酵素にはならず、主にグリセロリン脂質（図1-11参照）のホスファチジルコリン（レシチン）や神経伝達物質であるアセチルコリンの構成因子として必要である。したがって、コリンは他のビタミンB群に比べて要求量が格段に多く、ビタミンB群には含めない見識の人もいる。

(1) 生理作用

古くから抗脂肪肝因子として認められている。犬ではホスファチジルコリンへの耐性が低く、大量に給与すると中毒症状を示したことがある。

(2) 欠乏症

不足すると脂肪肝や腎臓疾患、胸腺萎縮を招く。しかし各種食材中のリン脂質から大量に供給されるほか、アミノ酸のセリンからも合成されるので、コリン欠乏は生じにくい。

10) ビタミンC

ビタミンC（アスコルビン酸）（図1-34）はヒトでは最も要求量の多いビタミンで、抗壊血病因子として重要な働きをする。しかし霊長類、

モルモット、象、コウモリを除き、アスコルビン酸は肝臓や腸管でグルコースから容易に合成される。したがって、犬や猫ではビタミンCの推奨値は示されていない。

(1) 生理作用

ビタミンCは生体内で多くの水酸化反応の還元剤として機能し、コラーゲン生合成、カルニチン生合成、神経伝達物質のドーパミンやエピネフリン生合成反応にも関与している。この他フリーラジカルの除去、抗酸化作用を有し、鉄吸収を助ける。

(2) 欠乏症

犬や猫へのビタミンC無投与の場合でも壊血病発症などのエビデンスは得られていない。逆に、臨床の現場での投与による治療効果の報告も少なからずあるが、それらの信頼性は高くない。ただ、何らかの理由から肝機能低下や腸管の疾病などには、ビタミンCの投与が有効となる場合がある。

❸ ビタミン類の加工中、保管中の安定性

ビタミン類は、その安定性という点でタンパク質、炭水化物、脂肪やミネラル類に比較すると、ペットフードの加工工程による影響を大きく受ける傾向にある。これは、ビタミン類の純末や濃縮物としてフード中に添加された場合には顕著である。

表1-10　エクストルーダー加工ペットフードに添加されたビタミン類とカロチノイド類の
　　　　回収率と保管中のロス率

ビタミン名	化合物名	エクストルーダー処理後の回収率（%）	保管中減損率（% /月）
ビタミンA	レチニルアセテート	81（63～90）*	6
ビタミンD₃	コレカルシフェロール	85（75～90）	4
ビタミンE	RRR-α-トコフェロール	40（10～60）	10
ビタミンK₃	メナジオン亜硫酸水素塩	45（20～65）	17
ビタミンB₁	硝酸チアミン	90（30～95）	4
ビタミンB₂	リボフラビン	82（70～90）	3
ビタミンB₆	塩酸ピリドキシン	75（70～90）	3
パントテン酸	D-パントテン酸カルシウム	85（75～95）	2
ナイアシン	ニコチン酸	80（64～90）	2
ビオチン	ビオチン	88（60～95）	2
葉酸	葉酸	90（65～95）	＜1
ビタミンC	アスコルビン酸	40（ 0～60）	37

出典　NRC（2006）より抜粋、一部改変　　　　　　　　　＊カッコ内は回収率の幅

　ビタミン類の加工中や保管中の安定性向上についての研究がなされている。ビタミンによっては、化合物の種類によって加工中や保管中の安定性が変わることが判っている。ビタミンB₁（チアミン）の場合にはチアミン硝酸塩、ビタミンA（レチノール）の場合はエステル化合物（レチノールパルミチン酸エステルまたはビタミンAパルミチン酸エステルなど）、ビタミンCの場合はアスコルビン酸-2-ポリリン酸にすることで安定性が高められる。

　エクストルーダー（P.59参照）を使用するドライフードでは、大部分のビタミン類は、配合、加熱加工および脂肪や調味料などの添加工程などで減少する（表1-10）。缶詰などでは遊離の金属イオンが減少に関与する。また、ドライフードの保管中では、フードの水分、気温、pH、反応性のある金属イオンなどによって影響される。

　保管中の減少防止には、脂肪の酸化を防ぐ酸化防止剤やEDTA（エチレンジアミン四酢酸）などのキレート剤等が有効である。α-トコフェロールは生体内での抗酸化に有用であるが、フード中の抗酸化作用ということではミックストコフェロール（γ-トコフェロール、δ-トコフェロール）がα-トコフェロールよりも有効である。

　一般に保管中の減少率は脂溶性ビタミンのほうが高く、4～8%／月である。水溶性ビタミンのB群ビタミンでは2～4%／月である。

Point　キレート剤：（chelate）金属イオン封鎖剤とも呼ばれ、金属イオンに配位（電子を供与）し、キレート化合物を生じさせるような多座配位子をいう。食品、化粧品などのほか種々の化学分野で金属イオンの反応性を制御するために用いられる。金属イオンのマスキング剤などに用いられ、食品やペットフードではEDTA（エチレンジアミン四酢酸）やクエン酸が代表的である。

5 ビタミン

復　習	① 脂溶性ビタミンの欠乏症と過剰症について。
	② ビタミンB群の欠乏症について。
	③ 活性ビタミンDとは。
	④ ビタミンB群中、コリンの特異性とは。

問題 5

（1）次の脂溶性ビタミンは何か答えなさい。

　　① 植物性の食材に多い。

　　② 過剰症が最も出やすい。

　　③ もっぱら微生物起源である。

　　④ ステロイドホルモンに似ている。

（2）次の水溶性ビタミンは何か答えなさい。

　　① トリプトファンから合成される。

　　② セリンから合成される。

　　③ 吸収には内因子が必要。

　　④ 犬で特異的に要求量が多い。

（解答はP.174）

6 ミネラル

学習目標

① 主要元素の役割について学習する。

② 微量元素の役割について学習する。

③ 欠乏症よりも過剰摂取による障害が出やすい微量元素があることを理解する。

1 動物体のミネラル

表1-11に示したように、動物体に含まれるミネラルは、その存在量により主要元素と微量元素に分けられる。主要元素は体重kg当たりg単位で含まれているもので、動物体で最も多いのはカルシウムである。一方、微量元素はkg当たりmgまたはμg、すなわちppm（$1/10^6$）またはppb（$1/10^9$）の単位でしか含まれていない。

動物体内には自然界にあるミネラルがすべて存在するとされるが、珪素やアルミニウムなどの土壌元素はその必要性も疑わしく、有害ではないものの欠乏症も生じない。また、モリブデン、セレン、クロム、ニッケル、バナジウム、フッ素（F）、ヒ素、ホウ素、スズなどは必要ではあるが、欠乏症よりも中毒症状が出やすい。

ミネラルの役割は以下の3つに大別できる。

① 無機塩類として骨や歯の構成成分になる。

② 無機イオンとして体液の浸透圧やpHの維持、酵素の賦活や情報伝達をつかさどる。

③ 特殊な有機成分の構成因子になる。

主要元素は骨や歯の構成成分（Ca、P、Mg）であったり、細胞内・外液中にイオンとして存在（Na、K、Cl）したり、タンパク質中に存在（S）するため量が多い。一方、微量元素は一般に特殊な酵素に含まれているため量は少ないが、

表1-11 動物体のミネラル含量

主要元素		微量元素	
種類	量（g/kg）	種類	量（mg/kg）
カルシウム（Ca）	15	鉄（Fe）	20〜80
リン（P）	10	亜鉛（Zn）	10〜50
カリウム（K）	2	銅（Cu）	1〜5
ナトリウム（Na）	1.6	モリブデン（Mo）	1〜4
硫黄（S）	1.5	セレン（Se）	1〜2
塩素（Cl）	1.1	ヨウ素（I）	0.3〜0.6
マグネシウム（Mg）	0.4	マンガン（Mn）	0.2〜0.5
		コバルト（Co）	0.02〜0.1

神立 誠（1987）、家畜栄養学第3版、p.104、国立出版、東京. より改変

6 ミネラル

Feは赤血球、Znは皮毛に多く含まれているので微量元素としては量が多い。

骨は約46%がミネラルで、ほかにタンパク質（コラーゲン）36%と脂質10%を含む。ミネラル組成は鉱石の**ヒドロキシアパタイト**に近いが、化合物ではないため組成は流動的で、Ca 36%、P 17%、Mg 1%に加え、Na、K、Fe、S、Fなども含まれている。

2 主要元素

1) カルシウム（Ca）

Caの99%は骨と歯に存在し、その不足は骨の正常な発育を阻害するが、肉を多給する場合や、Pの過剰によってCa吸収が阻害される場合などを除き、Ca欠乏は比較的まれである。むしろ、犬ではCa中毒が生じやすい。特に、妊娠中にCaを過剰摂取すると甲状腺上皮小体ホルモン（PTH；P.30参照）の分泌が休止し、分娩後の旺盛な泌乳で血中Ca濃度が低下しても正常濃度まで回復せず、痙攣症状などを起こすことがある（産褥子癇）。これは小型種の母犬に多い。一方、大型種子犬では、Caの過剰摂取は四肢の骨格異常を招きやすい。犬では2.5%DM以上、猫では3%DM以上のCaは過剰である。

2) リン（P）

Pの80%は骨と歯に存在し、残りはリン酸として重要な生理機能を担う。CaとPの比率は、犬では1：1～2：1、猫では1：1～3：1の間が好ましく、Pがその範囲以下になると骨成長が阻害され、異常嗜好（異嗜）や繁殖低下の原因になる。一方、Pが過剰になるとCaの利用性が低下する。

穀類や糠にはPが多いが、その多くはフィチン酸（図1-35）という有機物に含まれており、犬や猫ではフィチン態Pは吸収されない。

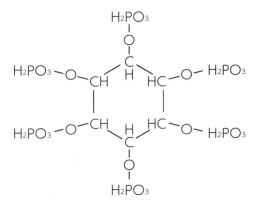

図1-35　フィチン酸

3) マグネシウム（Mg）

Mgの70%は骨と歯、残りは軟組織や体液中に存在する。神経興奮の抑制や酵素の賦活などの生理作用をもつ。CaとPの過剰はMgの吸収を阻害し、Mgが欠乏すると神経過敏症、痙攣、体重減退などを生じる。過剰のMgは尿中に排泄され、猫ではストルバイト尿石症の原因になるとされる（P.153～155参照）。

4) カリウム（K）、ナトリウム（Na）、塩素（Cl）

Kは細胞内、NaとClは細胞外の主要な1価の陽または陰イオンとして、浸透圧やpHの維持に役立っている。

また、Clは胃に分泌される塩酸の成分でもある。Kは植物に最も多いミネラルで、草食動物はK摂取量が多いため、食塩の形でNaとClを補給する必要がある。NaとClの不足は成長を遅延させ、過剰は食欲不振を招く。

5) 硫黄（S）

Sは含硫アミノ酸に含まれ、特に毛や爪、角、蹄などを構成するタンパク質（ケラチン）に多

用語解説　ヒドロキシアパタイト：
水酸化リン石灰；$Ca_5(OH)(PO_4)_3$

い。また、ある種のビタミン（B_1、ビオチン）や補酵素（CoA）にも含まれている。Sの不足は成長や体毛伸長の悪化を招く。

3 微量元素

1）鉄（Fe）

Feはヘム（鉄ポルフィリン）の形で血色素ヘモグロビン中に0.34％含まれている。フェリチンやヘモシデリンはFeの貯蔵タンパク質で、Fe含量は20〜37％にも達する。一方、トランスフェリンはFeの運搬役で、Fe貯蔵タンパク質から造血部位である骨髄まで運ぶ。

Feは再利用効率が高いが、不足すると貧血や呼吸障害を生じさせ、その過剰はPの利用性を低下させる。

2）亜鉛（Zn）

Znは皮膚や毛に多く、一部の消化酵素にも含まれるほか、さまざまな酵素の賦活材にもなる。Znが欠乏すると、味覚障害、嘔吐、角膜炎などを招くが、犬や猫では皮毛の変性が第一の臨床症状である。

Caの過剰がZnの欠乏を招く一方、フィチン酸（図1-35）を過剰に含むドッグフードではZnの吸収が阻害される。

3）銅（Cu）

Cuはコラーゲン合成やATP合成に不可欠な酵素の成分で、多くの酵素の賦活材にもなる。また、Feの吸収や運搬、ヘモグロビンの合成にも関与する。Cuの欠乏は骨格異常、貧血、成長遅延、体毛の褪色などを生じる。しかしCuは蓄積毒であり、過剰摂取は血尿や肝壊死を招く。

4）モリブデン（Mo）

核酸（プリン）代謝に関連する酵素の成分である。成長遅延などの欠乏症が知られているが、欠乏症よりも中毒症状のほうが出やすい。

5）セレン（Se）

Seは、有害な活性酸素の1種である過酸化水素を解毒する酵素キサンチンペルオキシダーゼに含まれ、ビタミンEと代謝上の関連がある（P.31参照）。

しかし、犬や猫ではSe欠乏の自然発生は報告されていない。むしろ、Se過剰は中毒のおそれがある。事実、犬では嘔吐、呼吸困難、ふらつき、爪の脱落などの中毒症状が報告されている。

6）ヨウ素（I）

動物体内でIの大部分は甲状腺ホルモンのチロキシン（サイロキシン）中に存在する。Iが欠乏すると甲状腺機能障害（欠乏初期は機能亢進、その後は機能低下）や繁殖悪化を招くが、犬ではIの過剰摂取による中毒もあり得る。

7）マンガン（Mn）

糖新生や軟骨成分であるコンドロイチン硫酸（P.10参照）の合成に必要な酵素の成分で、酵素賦活材にもなる。不足すると成長遅延や流産、骨格異常を生じるが、犬や猫ではMn欠乏はあまり見られない。

8）コバルト（Co）

ビタミンB_{12}の成分で、酵素の賦活材にもなる。不足すると成長遅延、貧血を招くが、要求量は超微量のため、安易に補給してはいけない。

6　ミネラル

> **復　習**
> ① 主要元素の欠乏症について。
> ② 微量元素の欠乏症と過剰摂取による中毒症について。

問 題 6

(1) 次の主要元素は何か答えなさい。

　① 動物では最も多い。

　② 植物では最も多い。

　③ 欠乏すると、神経過敏になる。

　④ タンパク質に含まれる。

　⑤ 血中の主要陽イオン。

(2) 次の微量元素は何か答えなさい。

　① ビタミンB_{12}に含まれる。

　② ビタミンEと代謝上の関連がある。

　③ 欠乏すると軟骨形成が阻害される。

　④ 皮毛に多い。

　⑤ Feと代謝上の関連が深い。

（解答はP.174）

第2章

水とエネルギー

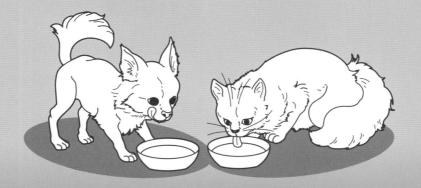

1 水

学習目標
① 水の役割について学習する。
② 水の出納について理解する。
③ 飲水量に影響を及ぼす要因について理解する。

1 水の重要性

栄養素の定義は、「動物が生きるために外から摂り入れなければならないもの」である。

この定義によれば水も立派な栄養素であり、ある意味では最も重要な栄養素といえる。動物は体脂肪の大部分、体タンパク質の半分以上を失っても生存可能であるが、体水分は20％が失われただけで死んでしまうからである。

2 体水分

成熟動物は全体重の約65％が水分で、その2/3が細胞内に存在する（表2-1）。すなわち、細胞内液は体重の40〜45％に達する。細胞内

表2-1　体水分の分布

	総水分に対する%	体重に対する%
細胞内液	63	41
細胞外液	37	24
間質液 *1	27	18
血漿	7	4
細胞通過液 *2	3	2
計	100	65

＊1　細胞間隙を満たす液
＊2　脳脊髄液、消化液、関節腔液など
津田恒之（1994）、改訂増補家畜生理学、p.30、養賢堂、東京．より一部改変引用

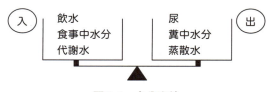

図2-1　水分出納

に水という優れた溶媒が存在するおかげで種々の代謝や複雑な化学反応が可能になる。一方、体重の20〜25％は細胞外液で、主として血液やリンパ液として存在する。細胞外液は酸素や二酸化炭素、栄養素とその代謝産物、抗体や白血球等の輸送媒体である。また、酵素による消化すなわち加水分解には水が必要で、体温調節における水の役割も重要である。

3 水分出納

水分の出納（バランス）とは、体内への水の出入りのことである（図2-1）。

体水分は尿、糞、および唾液や肺からの蒸散によって絶えず失われ、その損失分は飲水と食事中の水分、および代謝水によって補給される。水の出納において、入（input）＜出（output）

Point 唾液や肺からの蒸散：犬・猫に汗腺が少ないため、皮膚からの蒸散は少ない。

の状態では徐々に脱水症状を呈するようになる。なお、代謝水（metabolic water）とは消化・吸収された栄養素が体内で酸化される際に生じる水で、一般に1日の水分補給量の5～10％に相当する。

4 飲水量

　犬や猫には新鮮な水を自由に飲ませるのが原則であるが、飲水量は気温や運動の影響を受けるほか、食事の量や水分含量にも影響される。犬に水分含量73％の缶詰フードを与えた場合、飲水からは必要水分の38％しか補給されなかったが、水分含量7％のドライフードを与えた場合は95％以上を飲水から補給したことが報告されている。一方、ネズミのような被捕食動物や缶詰フードだけを食べている猫は、気温が低いとほとんど水を飲まない。通常、猫は摂取した乾物1g当たり約2mLの水を必要とし、これは被捕食動物の体水分量に匹敵する。元来、乾燥地帯で進化した猫は水を節約する能力に優れ、飲水量が少ない。猫は腎機能が発達しており、尿細管から効率よく水を再吸収して尿を濃縮することにより、尿中への水分排泄を最小限に抑えることができる。しかし、尿量の少なさは猫で尿結石（P.153～155参照）が多発する大きな原因ともなる。

　犬も猫も、食事に3～5％の食塩を添加することで飲水量および尿量を増加させることができるが、このレベルのナトリウムは有害である。また、ドライフードよりも水分と脂肪含量の高いウエットフードのほうが、飲水量は少ないが尿量は増加する。水分含量の高いほうが飲水と食事由来の水分とを合わせた総水分摂取量が多くなることに加え、高エネルギー食は摂食量が少ないため糞量も少なくなり、それに比例して糞中への水分排泄も減少する結果、水分排泄経路が糞から尿にシフトするためである。

代謝水：代謝水の量を実測するのは困難であるが、理論上、可消化脂肪、可消化炭水化物、可消化タンパク質100g当たり、それぞれ107、55、41mLの代謝水が生成される。

飲水量が少ない：水源が1ヵ所よりも数ヵ所あるほうが飲水量は増加することが知られている。

復習
① 水の重要性について。
② 水分出納について。
③ 代謝水について。
④ 飲水量に影響する要因について。

1　水

問 題 7

動物の体液・体水分に関して正しい記述を一つ選びなさい。

① 細胞内液よりも細胞外液のほうが多い。

② 血液中の水分は体水分の10％以下である。

③ 体水分割合は生涯を通じて一定である。

④ リンパ液は細胞内液に含まれる。

⑤ 血液は血漿と血清からなる。

(解答はP.174)

② エネルギー

学習目標

① アトウォーターの生理的代謝燃料価（PFV）と、修正アトウォーター係数の違いについて学習する。

② 動物体内におけるエネルギーの分配について学習する。

③ 食事中代謝エネルギー（ME）含量の求め方について学習する。

④ 一般成分（6成分）について学習する。

⑤ 食事のエネルギー含量と摂食量の関係について理解する。

---

1 エネルギーの重要性

　エネルギー自体は栄養素ではないが、動物の生存にエネルギーは不可欠で、3大栄養素のいずれからもエネルギーが生産される。通常、食事乾物の50〜80％がエネルギー生産に使われる。

　植物は二酸化炭素と水からデンプンを合成し（光合成）、さらにそれが脂肪やタンパク質などに転換される。動物は植物を摂取して直接エネルギー源にするか、または、動物独自のエネルギー含有物質に転換して貯蔵する。

　植物における最大のエネルギー貯蔵形態は炭水化物であるが、動物体内のそれは脂肪である。動物はタンパク質から必須アミノ酸を、脂肪から必須脂肪酸を得る必要があるものの、食事中の3大栄養素は何よりもまずエネルギー要求を満たすために使われる。

2 カロリーとジュール

　植物中のエネルギーは、太陽の輻射エネルギー（物理的エネルギー）が結合エネルギー（化学的エネルギー）に形を変え、高分子物質中に保存されたものである。

　エネルギー量は、本来は物理的エネルギーの1単位であるジュール（Joule；J）を共通の単位とすることが国際的に取り決められた。しかし、食事中の結合エネルギーは、動物体内では最終的に熱に転換され、熱量の測定は比較的容易である。

　そこで、米国や日本では食事中エネルギーを熱量の単位であるカロリー（calorie；cal）で表すのが普通である。1calとは水1gを14.5℃から15.5℃にまで1℃上昇させるのに要する熱量で、1cal = 4.184J、1J = 0.239calである。

　しかし、食事1g中には数1000calの熱量に相当するエネルギーが含まれているため、通常は

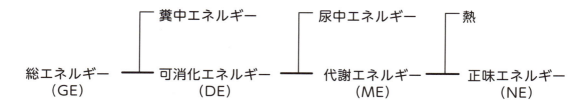

図2-2　犬・猫における食事エネルギーの分配

kcalを単位として用いる。なお、1Jの1000倍は1kJである。

3 動物体内におけるエネルギーの分配

食事中に含まれる結合エネルギーの総量を**総エネルギー**（gross energy；GE）という。異なる化合物でも、炭素、水素、酸素の結合割合が同じであればGE含量はほぼ等しい。たとえば、デンプンもセルロースも共にD-グルコースが多数結合したグルカン（**表1-1参照**）であるため、両者の1g当たりのGE含量は同じである。しかしセルロースは消化されにくく、GEのかなりの部分が糞中に排泄されてしまうため、実際のエネルギー価値はデンプンよりもはるかに低い。GEから糞として排泄されるエネルギーを差し引いた残りを**可消化エネルギー**（digestible energy；DE）といい、これは吸収可能なエネルギー量を意味する（**図2-2**）。

吸収されたエネルギーの一部は利用されないまま尿に排泄される。尿中のエネルギーとは、尿素や尿酸のような窒素化合物の形で排泄されるエネルギーである（尿素や尿酸のような窒素化合物には燃焼エネルギーが残っている）。

また、草食動物などでは消化管内で発生する若干の可燃性ガス類（メタンなど）も未利用のエネルギーとして大気中に排泄される。DEから尿中エネルギーと可燃性ガス類のエネルギー（犬や猫の場合にはごく少量なので無視できる）

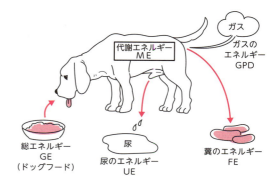

図2-3　食事のエネルギーの分配と代謝エネルギー（ME）の位置づけ

を差し引いた残りを**代謝エネルギー**（metabolizable energy；ME）という（**図2-2、図2-3**）。

MEとは代謝可能なエネルギーであるが、その一部は熱として体表面から失われてしまう。MEから熱として失われるエネルギーを差し引けば、正味に利用可能な**正味エネルギー**（net energy；NE）が求められるが、NEの測定は容易ではない（右ページ下『用語解説』参照）。

> **用語解説**
> **総エネルギー**：総エネルギーは、ボンブカロリメーター（bomb calorimeter）で測定できる。これは、鋼鉄製の筒に試料を入れて水中に沈め、25気圧の純酸素を封入して電流を流し、試料を瞬間的に燃焼させる際に発生する熱量を水温の上昇から測定する装置である。
> **可消化エネルギー**：可消化エネルギーは消化試験によって測定できる。一定量の食事を4〜5日間給与し、その後数日間の糞を全量採取してボンブカロリメーターにより1日当たりの糞中エネルギー量を求め、1日当たり摂取した食事のGE量から差し引いて求める。
> **代謝エネルギー**：代謝試験によって測定できる。消化試験とは異なり、尿も全量を採取し、DEから尿中エネルギー量を差し引いて求める。

> **Point** **差し引いた残り**：消化管内で生じるメタンガスのエネルギーも利用できないが、その量は犬・猫では無視できる。

そのため犬・猫を含む多くの動物では、食事エネルギーの評価単位としてMEが用いられている。

4 3大栄養素のエネルギー価値

ヒトにおける3大栄養素のエネルギー価値は、アトウォーターの生理的燃料価（physiological fuel value；PFV）によって表される。PFVとは炭水化物、脂肪、タンパク質の可消化部分のエネルギー価値を意味し、ヒトの場合、それぞれ4、9、4kcal/gである。

表2-2に示すように、炭水化物、脂肪、タンパク質の総エネルギー（GE）をそれぞれ4.15、9.40、5.65kcal/g、GEの消化率をそれぞれ96、96、91％とすると、可消化エネルギー（DE）含量はそれぞれ4.0、9.0、5.1kcal/gとなる。炭水化物と脂肪には窒素（N）が含まれないため、それらのDE値は代謝エネルギー（ME）の値とほぼ等しい。しかし、タンパク質は生体内で酸化されないNを含み、Nからは有害なアンモニアが生じる。これを無害な尿素に変えて尿中に排泄するにはエネルギーが必要である。尿素自身の結合エネルギーに加え、尿素合成のためのエネルギーを考慮すると、タンパク質のME値は炭水化物と同程度（4.0kcal/g）になる。

一方、犬や猫の食事は一般に消化率が低く、平均して炭水化物85％、脂肪90％、タンパク質80％程度である。したがって、犬や猫ではDE値がそれぞれ3.5、8.5、4.5kcal/gとなり、ヒトのPFVに相当するME値はそれぞれ3.5、8.5、3.5kcal/gになる。NRC（1985）はこの値を修正アトウォーター係数（modified Atwater factor）と呼んでいる。

5 食事のME含量の求め方

1）実測法

実際に犬や猫にGE含量既知の食事を毎日一定量与え、1日当たり排泄される糞および尿中

表2-2 生理的燃料価（PFV）

栄養素	GE (kcal/g)	消化率 (%)	DE (kcal/g)	ME (PFV) (kcal/g)
炭水化物	4.15	96	4.0	4.0
脂肪	9.40	96	9.0	9.0
タンパク質	5.65	91	5.1	4.0

エネルギー量をボンブカロリメーターにより測定すれば、MEは

ME
＝GE－（糞中エネルギー＋尿中エネルギー）

として求められる。

2）計算法

食事のタンパク質、脂肪、および消化可能な炭水化物の量に、修正アトウォーター係数を乗じて求める。この場合のタンパク質、脂肪、炭水化物とは、次項で述べる一般成分（6成分）中の粗タンパク質、粗脂肪、および可溶性無窒素物（NFE）のことである。

すなわち、その計算法では、

ME（kcal/100g）
＝3.5×粗タンパク質（％）
＋8.5×粗脂肪（％）＋3.5×NFE（％）

により求められる。

用語解説　正味エネルギー：正味エネルギーの測定には呼吸試験装置を用いる。これは、ある食事を与えた際の酸素消費量と、二酸化炭素生成量を基に熱発生量を求めるための装置であるが、非常に高価なだけでなく、測定自体も容易でない。

Point　ヒトの場合：若い白人男性ニューヨーカーについて測定された値ではあるが、人種や性別、食習慣の違いを超えて適用できるかどうか疑問視する意見もある。
修正アトウォーター係数：NRC（2006）は、犬や猫にヒトと同じ食事（table food）を与える場合は、修正アトウォーター係数よりもヒトのPFVをそのまま使うほうがよいとしている。

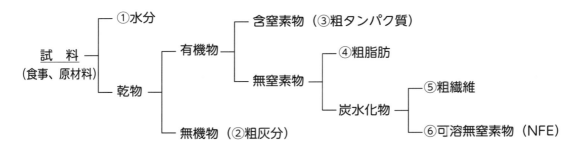

図2-4 食事または原材料の一般成分（6成分）

6 一般成分（6成分）

一般成分（6成分）の分析法を図2-4に示す。6成分の含量を合計すると100%になるため、通常NFE含量は実測ではなく、100から残りの5成分含量を差し引くことにより求めている。

1）水分

試料（食事または原材料）を105℃で3〜4時間加熱した際に失われる部分を水分（moisture）といい、水（water）に微少量の揮発成分が含まれる。加熱後に残ったものを乾物（dry matter；DM）という。

2）粗灰分

試料をルツボに入れて燃焼させた際に燃え残ったものを粗灰分（crude ash）という。消失したのは有機物で、有機物は炭素（C）、水素（H）、酸素（O）の3元素を含む。粗灰分は無機物（ミネラル）であり、カルシウムやリンなどの有用なミネラルも含まれるが、その量に比べると、珪素やアルミニウムなどの土壌元素のほうがはるかに多い。

3）粗タンパク質

タンパク質も有機物であるが、C、H、O以外に窒素（N）を含む。タンパク質の種類（アミノ酸組成）によってNの含量は異なるが、平均すると16%である。そこで、N含量を測定して100/16倍、すなわち6.25倍すると元のタンパク質量が推定できる。ただし、Nは核酸や、タンパク質を構成しないアミノ酸などにも含まれているので、「N×6.25」として求めたものを粗タンパク質（crude protein）という。

4）粗脂肪（酸エーテル抽出物）

ジエチルエーテルで抽出される脂質を粗脂肪（crude fat）、またはエーテル抽出物（ether extract）という。しかしエクストルード（押し出し）加工した発泡状ドライフード（P.59参照）の場合、エーテル抽出だけでは不十分で、事前に塩酸で部分分解してから抽出しなければならない。

こうして抽出された粗脂肪を酸エーテル抽出物（acid-ether extract；AEE）という。

5）粗繊維

有機物のうちNを含まず、かつエーテルにも溶けない物質は炭水化物である。炭水化物は、栄養価値の違いから繊維質（crude fiber）とデンプンや糖などの貯蔵性炭水化物とに分けられる。粗繊維はリグニン（P.10参照）を除いて熱した稀苛性ソーダ溶液および稀硫酸溶液に溶けないことから、これらに可溶性の貯蔵性炭水化物とは分別できる。

6）可溶無窒素物（NFE）

デンプンや糖など、熱した稀苛性ソーダ溶液および稀硫酸溶液に可溶性の炭水化物を可溶無窒素物（N-free extract；NFE）という。

この区分は、実際には［100－（水分＋粗灰分＋粗タンパク質＋粗脂肪＋粗繊維）］（％）として、計算により求める。

7 摂食量

食事の摂取量（摂食量）は、エネルギー出納や食事環境など、種々の要因によって影響を受ける。

1）エネルギー出納

摂食量調節システムは、負の**フィードバック制御**機構の一種で、エネルギー出納が正（入＞出）または負（入＜出）になると、その不均衡を是正する方向に摂食量が調節される。そのため、動物ではエネルギー貯蔵量の変化を示す種々の信号が、中枢または末梢に分布するセンサーによってモニターされている。その種の信号には、血中や脳脊髄液中に存在する中枢刺激物質や、胃・腸の膨満度などの物理的要因も含まれる。

2）食事のエネルギー含量

動物は一般にエネルギー摂取量を一定に保とうとする生理機能をもつ。

したがって、あるペットフードのエネルギー含量をA（kcal/g乾物）とし、犬または猫のエネルギー要求量をB（kcal/日）とすると、ペットフードの乾物摂取量（g/日）は基本的にはB/Aにより求められる。すなわち、高エネルギー食ほど摂取量が少ない傾向にある。

3）食事のおいしさ

ヒトと同様、犬や猫もおいしい食事はたくさん食べる。高脂肪食は一般に嗜好性が高く、かつ高エネルギーであるため、高脂肪食ほど肥満しやすい。

4）食事の水分含量

犬でも猫でも、ウエットフードとドライフードを自由に食べさせた場合、乾物摂取量はドライフードのほうが少ない。

5）食事回数

ヒトの場合、食事回数を制限すると肥満の原因になるが、この原則は犬や猫にも当てはまる。一般に、食事の回数が増えるほど摂食量が増加するが、摂食に伴う熱生産も増加するため、体脂肪はあまり増加しない。つまり、1日の給与量が一定の場合、食事回数が少ないほど肥満しやすいといえる。

6）食事環境

犬では、単独で食事する場合と仲間と一緒に食事する場合とで、食事の摂取量が異なる。仲間がいると摂食速度が速くなり、摂食量も増加する（社会的摂食促進；social facilitation）。また、社会的順位が確立している場合、順位の高い犬は摂食量が多く、順位の低い犬は少ない。

フィードバック制御：最終産物の増加がその生産に関わる酵素の活性を抑制（負）または賦活（正）することにより生産量を調節する。生体内には負のフィードバック機構が多い。

2 エネルギー

復　習	① 3大栄養素のエネルギー価値について。
	② 動物体内におけるエネルギーの分配について。
	③ 代謝エネルギーについて。
	④ 摂食量調節について。

問題8

次の文章の空欄（　①　）～（　⑥　）に適当な数値を入れなさい。

　アトウォーターのPFVでは炭水化物、脂肪、タンパク質のエネルギー（ＭＥ）価をそれぞれ（　①　）、（　②　）、（　③　）kcal/gとみなす。

　一方、修正アトウォーター係数では炭水化物、脂肪、タンパク質のエネルギー（ＭＥ）価をそれぞれ（　④　）、（　⑤　）、（　⑥　）kcal/gとみなす。

（解答はP.174）

52

③ エネルギー要求量の推定

学習目標

① 基礎代謝または基礎エネルギー要求量（BER）、安静時エネルギー要求量（RER）、維持期エネルギー要求量（MER）について理解する。

② RERまたはMERを基に1日当たりのエネルギー要求量を推定する方法について学習する。

③ アロメトリー式について理解する。

④ メタボリック・ボディ・サイズについて理解する。

第2章 水とエネルギー

1 エネルギー消費

1）基礎代謝（BM）または基礎エネルギー要求量（BER）

動物は生きているだけでエネルギーを消費する。心臓の拍動や呼吸、脳の活動など、最低限の生命維持活動に必要なエネルギーを基礎代謝（basal metabolism；BM）または基礎エネルギー要求量（basal energy requirement；BER）という。動物が暑からず寒からずの快適環境下で絶食し、眠らずに安静にしている条件で発生する熱量を測定することにより求められる。

2）安静時エネルギー要求量（RER）

ヒト以外の動物では、「絶食し、眠らずに安静」という条件を完全に充たすのは困難である。そこで、任意による採食は許し、「眠らずに安静」という条件下で消費されるエネルギーを安静時エネルギー要求量（resting energy requirement；RER）という。RERは筋肉量すなわち徐脂肪体組織量に比例する。

3）維持期エネルギー要求量（MER）

採食に加え、自然発生的な活動（立ち上がる、横になる、糞・尿を排泄する等）を許す条件で測定した維持のためのエネルギー消費が、維持期エネルギー要求量（maintenance energy requirement；MER）である。

2 恒温動物における熱生産

BER、RERおよびMERは、恒温動物では体温維持には役立つが、結局は体になんの痕跡も残さずに熱として体表面から失われる。この場合、熱産生は体表面積に比例すると考えられる。

理論上、体表面積は体重（W；kg）を基に

Point **快適環境下**：熱からず寒からずの環境温度を熱的中性圏という。動物の種類や特徴によって快適温度は異なる（短毛種の犬、20〜25℃；長毛種の犬、15〜20℃）。環境温度が熱的中性圏を外れると体温を維持するのに余分なエネルギーが必要になる。

維持：維持とは成長が終わり、妊娠も授乳もしておらず、激しい運動も課せられていない状態である。

熱として：摂取エネルギーが100％熱に変わるのはBERだけである。しかしこれは測定困難なので、それに代わるものとしてRER、MERを測定する。

$W^{2/3}$（$= W^{0.67}$）として**求められる**。しかし、多くの恒温動物についてRERと体重との関係を調べると、RER $= 73.3 \times W^{0.74}$ または $70.5 \times W^{0.734}$ となり、むしろ $W^{3/4}$（$= W^{0.75}$）に比例した。そのため、米国のクライバー（Kleiber, 1961）は近似式として、RER $= 70 \times W^{3/4}$（$= 70W^{0.75}$）を提唱した。

1）メタボリック・ボディ・サイズ

体重（kg）の3/4乗である $W^{0.75}$ をメタボリック・ボディ・サイズ（metabolic body size）という。これを代謝体重などと呼ぶこともあるが、厳密には、kgを0.75乗すれば**「重さ」ではなくなる**（生化学辞典には生理性体型とある）。

メタボリック・ボディ・サイズを求めるには、まずkg単位の体重Wを3乗して（W^3）、その値の平方根を求め $[(W^3)^{1/2}]$、さらにもう一度平方根を**求めればよい** $\{[(W^3)^{1/2}]^{1/2} = W^{3/4}\}$。

2）アロメトリー

一般に、$y = axb$ という形の式を指数関数という。xを体重（W；kg）で置き換えた指数関数を**アロメトリー**（allometry）式と呼び、これを用いれば寿命や一生の心拍数など、動物のあらゆる生命現象は種や体のサイズの違いを超えて一つの式で表すことができる。

犬は品種によって体格に大きな差があるため、MERを一つの式で表すにはアロメトリー式が便利である。NRCは1974年版以来、成犬の維持期MER（kcal ME／日）を $132 \times W^{0.75}$ としていた（Wは体重；kg）。

一方、猫は品種による体格差が小さいため、アロメトリー式は必須ではない。NRCは1978年版以来、猫についてはMER（kcal／日）$= K \times W$ としていた（Wは体重；kg、Kは定数）。

❸ 1日当たりエネルギー要求量

成長、労役、妊娠、泌乳も含めたエネルギー量が1日当たりエネルギー要求量（daily energy requirement；DER）である。DER推定法には2種類ある。

1）RERからの推定法

米国で最も広く普及しているDER推定法で、歴史も古い。犬・猫ともにクライバーのアロメトリー式RER $= 70 \times W^{0.75}$ を基本とし、維持、労役（犬のみ）、成長、妊娠、授乳の各時期には要求量の増加を見込んでRER値に異なる係数を乗じる（**表2-3**、**表2-4**）。

2）MERからの推定法

これは、2006年版以前にNRCが推奨していた方法で、犬ではアロメトリー式MER $= 132 \times W^{0.75}$ により求めたMER（kcal ME／日）に、さらに**表2-5**に示す係数を乗じて求める。

猫では一次式MER $= K \times W$ において、生理的条件に応じてK値を変えることによりDERを求める（**表2-6**）。

🅿️**Point**

求められる：体重は体積（長さの3乗）に比例するので、長さの2乗である表面積は体重の2/3乗に比例するはずである。しかし、体重が同じでも体型が違えば体表面積も異なるため、RERは $W^{2/3}$ に比例しなかった。

「重さ」ではなくなる：mは長さ、m^2 は面積、m^3 は体積の単位である。一方、kgは重さの単位であるが、kg^2 や $kg^{3/4}$ は単位として存在しない。

求めればよい：体重（W）が10kgなら $W^3 = 1000$、$\sqrt{1000} = 31.6$、$\sqrt{31.6} = 5.6$ である。

アロメトリー：アロメトリーに関する一般向けのわかりやすい解説書に『ゾウの時間ネズミの時間』（本川達雄著、中公新書）がある。

表2-3 RERに基づくDER推定法（犬）

RER＝70×W^0.75（Wは体重；kg）		
維持のための DER （kcal ME/日）	避妊・去勢ずみ	RER × 1.6
	非避妊・非去勢	RER × 1.8
	減量用	RER × 1.0
	重篤・安静時	RER × 1.0
	体重増加用	RER × 1.2〜1.4
労役のための DER （kcal ME/日）	軽い労役	RER × 2
	適度な労役	RER × 3
	重い労役	RER × 4〜8
成長期のDER （kcal ME/日）	離乳〜4ヵ月齢	RER × 4
	4ヵ月齢〜成犬	RER × 2
妊娠期のDER （kcal ME/日）	前半42日間	RER × 1.8
	後半21日間	RER × 3
泌乳期のDER （kcal ME/日）	RER × 4〜8、または自由摂取	

表2-4 RERに基づくDER推定法（猫）

RER＝70×W^0.75（Wは体重；kg）		
維持のための DER （kcal ME/日）	避妊・去勢ずみ	RER × 1.2
	非避妊・非去勢	RER × 1.4
	活発な成猫	RER × 1.6
	減量用	RER × 0.8
	重篤・安静時	RER × 1.0
	体重増加用	RER × 1.2〜1.4
成長期のDER （kcal ME/日）	RER × 2.5、または自由摂取	
妊娠期のDER （kcal ME/日）	交配時	RER × 1.6
	後半21日間	RER × 2
泌乳期のDER （kcal ME/日）	RER × 2〜6、または自由摂取	

表2-5 NRC（1974）によるDER推定法（犬）

MER＝132×W^0.75（Wは体重；kg）		
成長期子犬の DER （kcal ME/日）	離乳直後	MER × 2.0
	成犬の 40％体重	MER × 1.6
	成犬の 80％体重	MER × 1.2
妊娠末期・泌乳 期母犬のDER （kcal ME/日）	妊娠末期	MER × (1.25〜1.5) ＊1
	泌乳期	MER × 3.0

＊1 胎子数による。

表2-6 NRC（1978）によるDER推定法（猫）

MER＝K×W（Wは体重；kg）		
成猫のDER （kcal ME/日）	運動が 不活発	K = 60
	運動が適度	K = 70
	運動が活発	K = 80
子猫のDER （kcal ME/日）	離乳直後	K = 250
	20週齢	K = 130
	30週齢	K = 100
母猫のDER （kcal ME/日）	妊娠末期	MER × 1.25
	泌乳期	MER × (3〜4) ＊1

＊1 授乳子数による。

復 習

① BER、RER、MER、DERの相違について。

② アロメトリーとは。

③ メタボリック・ボディ・サイズとは。

3　エネルギー要求量の推定

問 題 9

体重が同じ犬で、RERに基づくDER推定値が最大となるケースはどれか。

① 減量中

② 重篤・安静時

③ 避妊・去勢時

④ 非避妊・非去勢時

⑤ 軽い労役時

(解答はP.174)

第3章

ペットフード

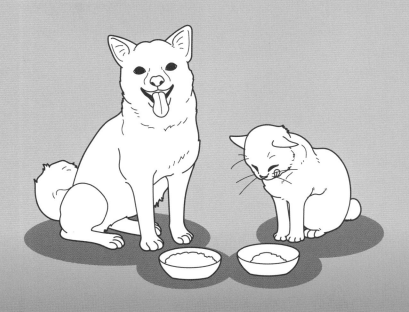

1 ペットフードの歴史、種類など

学習目標
① ペットフード開発の歴史について学習する。
② ペットフードの種々の分類法について学習する。
③ 家庭用食材の注意点を理解する。

1 ペットフードの歴史

1）米国

1860年ごろ（日本では江戸時代末期）、ロンドン在住の米国人スプラッツ（James Spratt）氏が犬用のビスケットを考案した。それが好評を博したため1885年に製造会社を設立、1894年にニューヨークに本拠を移してスプラッツ・オブ・アメリカ社を起こした。これらが、ペットフードメーカーの始まりとされている。

1922年、チャペル社が**馬肉を缶詰**にしてドッグフードとして販売し、一時は大当たりしたが、大恐慌のあおりを受けて1938年に倒産した。しかし、競合会社が多数出現したのにつれて販路が拡大し、馬肉缶詰ドッグフードは米国の一般家庭に広く浸透していった。

1927年、**ゲインズ社**が粉末タイプのドッグフードを開発し、ドッグショーを開くなどして普及に努めた。粉末タイプは原材料を粉砕してから混ぜるか、または混ぜてから粉砕しただけのもので、製造が簡単なため多くの家畜・家禽飼料会社がドッグフード業界に参入した。ラルストン・ピュリナ社もその一つである（1929）。しかし粉末タイプは食べにくく、嗜好性も悪かったため、あまり普及しなかった。1941年の記録では市販ドッグフードの90％強が缶詰で、ビスケットと粉末を合わせたドライタイプが10％弱であった。

第二次世界大戦の勃発とともに缶詰用鉄板が不足したため、ドル箱である缶詰タイプの生産量が急激に減少し、新たなタイプのドッグフードが模索された。

その一つの成果が1957年にラルストン・ピュリナ社のジェームス E. コールビン博士により開発されたエクストルーダー（P.59参照）を使用した発泡タイプのドライフード、ほかの一つは1960年にゼネラルフーズから発売されたセミモイストタイプである。

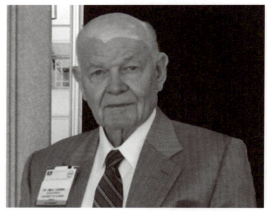

図3-1　ジェームス E. コールビン博士

 馬肉を缶詰：第一次世界大戦（1914～1918）中は、フランスへの食糧援助として馬肉缶詰を生産していたが、大戦終了後は馬肉が余り、米国人は馬肉を食べないのでドッグフードとして販売したという。
ゲインズ社：後にゼネラルフーズに吸収された。

しかし当時のセミモイストタイプは価格が高く、あまり普及しなかった。当初のセールスコピーは「缶のない缶詰」であった。一方、発泡タイプのドライフードは、いまや犬・猫を問わずペットフードの主流となっている。なお、米国でもキャットフードの開発は遅れ、缶詰タイプは1950年代、ドライタイプは1970年代から発売された。

2）日本

一方、わが国では1960年に協同飼料株式会社が粉末およびビスケットタイプのドッグフードを製造し始めた。1963年にはその事業部門が独立して専業メーカーとなり、1964年に発泡タイプのドライドッグフードを発売した。

その後、主として飼料会社が次々と業界に参入した。1967年には日本農産工業株式会社が自社製のエクストルーダーの開発後ドライドッグフードを上市した。それ以前からドッグフードは代理店を通して米国から輸入され、ブリーダーなどが購入していたが、1970年ごろから商社が海外のブランド品を取り扱い始めた。また、日本の食品会社などと合弁企業をつくり、日本で自社ブランドを製造する外国メーカーも現れた。さらに、日本企業でも缶詰フードは国内では生産せず、主に東南アジアなどに設立した現地法人で生産して輸入することも始まった。ドライキャットフードの生産は、わが国では1973年に始まった。

ペットフードの国内流通量は、犬用29万トン（内ドライタイプ21万トン）、猫用28万トン（内ドライタイプ18万トン）である（2017年度実績）。ドッグフードは国産品のほうがやや輸入より多く、国産品が約55％、輸入品が約45％である。犬用では国産品の場合、全体の2/3をドライタイプが占め、輸入品では3/4を占める。キャットフードも国産のほうがやや輸入より多く、国産品が約55％、輸入品が約45％である。輸入品ではドライとウエットの比が約43％と57％である。

なお、ペットフードの流通量に関しては、農水省生産局から毎年最新のデータが公表されている。

2 ペットフードの種類

1）対象別分類

ペットフードは対象動物別に犬用、猫用、その他用に分けられる。

「その他」には観賞魚、鑑賞鳥、兎、ハムスター、モルモット、フェレットなどが含まれる。

2）タイプ別分類

ペットフードは、品質規格上は水分含量によって以下のようなタイプに分類されている。

(1) ドライタイプ

水分含量が10％程度のもので、発泡状のもの、ビスケット、犬・猫用の粉末人工乳、フレーク（加熱圧片）加工したもの、クランブル（細粒）状のもの、などが含まれる。

現在の主流である発泡状ドライフードとは、特殊な押し出し成型機（エクストルーダー；図3-2）を用いて発泡・膨化・成型加工したドライフードである。これは、原材料に含まれる水分が高温高圧下で瞬間的に蒸発する際、周囲のデンプンをα化（P.9参照）しながら蒸発し、その後に微細な穴が開くため多孔質となり、膨らんでボリューム感のあるドライフードとなる。

公表されている：農林水産省畜産部のホームページを開き、見出し中の「飼料」をクリックすると種々の公開資料が現れる。その中の一つに「ペットフード産業実態調査の概要」がある。

エクストルーダー：extruder。かつてはエキスパンダー（expander）と呼ばれたこともある。

1 ペットフードの歴史、種類など

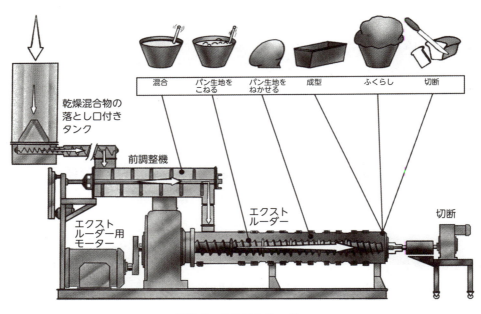

図3-2 エクストルーダー

エクストルージョン調理ではパン焼きとまったく同じ調理行程がとられる。すなわち、①混合（前調整）、②撹拌（エクストルーダー筒）、③生地の熟成（エクストルーダー筒）、④成型（ダイ・プレート）、⑤ふくらし・発泡（ダイ・プレート）ならびに切断（回転ナイフ）である。
Hand et al（2000）, Small Animal Clinical Nutrition, 4th ed, p.131, Walsworth Publishing Co., Missouri. より引用

しかも、この加工方法ではノズルの形を変えると自由に成型できる。

嗜好性はウエットタイプより劣るが、乾物または養分当たりの価格は最も安く、保存性もよい。また、ドライフードのカリカリした物性は歯周病の予防にも有効とされている（P.157～158参照）。犬・猫ともに発泡状ドライフードの主要原材料は**チキンミール**、豚由来の肉粉・肉骨粉、魚粉、大豆粕、きな粉、トルラ酵母、コーングルテンミール、トウモロコシ、小麦粉、菓子粉、フスマ、油脂、ビタミン、ミネラル、香料などである。

油脂は**抗酸化剤**で保護され、発泡・成型加工後に吹き付けられる（コーティング）。また、猫用にはタウリン（P.19、103～104参照）も添加されている。発泡加工にはデンプンが必要で、合計で通常30～40％程度の穀類、イモ類や豆類などが使用される。

（2）セミモイストおよびソフトドライタイプ

ソフトドライはエクストルーダーで発泡加工後に乾燥させずに、一方、セミモイストは発泡加工させないように押出成型機を用いて成型後、乾燥させずに、それぞれ水分含量を25～35％に調節したものである。

Point チキンミール：かつては動物性原料の主体は牛・豚由来の肉粉や肉骨粉であったが、2001年9月に国内でBSE（牛海綿状脳症）が発生して以来、ペットフードを含むすべての飼料への肉紛・肉骨粉の使用が禁じられた。しかしその後、牛や豚とは処理工場が異なる食鳥由来のチキンミールだけはペットフードへの使用を認められた。
さらにその後、牛由来原料の混入がまったくないことが確認された原料業者が製造した豚由来の肉骨粉などはペットフード原料としての利用禁止が解除され、また、2007年12月からBSE非感染が確認された牛から抽出された食用油脂の製造工程から発生する肉粉などに限り、ペットフード用への利用が解除されている（2018年現在）。

用語解説 抗酸化剤：脂質過酸化反応（P.17参照）を抑える物質。ビタミンC、Eやローズマリー抽出物、ミックストコフェロールなど天然物系の抗酸化剤と、BHC、BHT、エトキシキンなど合成系抗酸化剤とがある。

冷蔵せずに保存できるよう水との結合力が強い湿潤剤（ショ糖、プロピレングリコール、ソルビトール、グリセリンなど）を添加し、さらにリン酸やリンゴ酸を加えてpHを弱酸性にしてある。

嗜好性は水分含量に比例し、一般にドライタイプとウエットタイプの中間に位置する。ソフトドライタイプの主要原材料は発泡状ドライタイプと基本的に同じであるが、セミモイストタイプには肉や食肉加工副産物も含まれている。一時はショ糖含量が約20％と高いものもあった。犬では嗜好性が高いが、肥満や糖尿病の管理には適さないため、最近ではショ糖などの糖類は減らす傾向にある。

（3）ウエットタイプ（モイストタイプ）

ウエットまたはモイストタイプの水分含量は75％程度で、この値は動物体の水分含量に近く、犬・猫の嗜好がきわめてよい。このタイプは主に缶詰やレトルトの形で市販されている。大別して肉や食肉加工副産物（内臓、小間切れ肉、軟骨など）を主体とするオールミートタイプ（主に副食用、一般食用など）と、穀類や脂肪、ビタミン、ミネラルなども混ぜて養分含量を調整したレーションタイプ（主に総合栄養食用）とがある。また、オールミートタイプでは肉類をすり潰したパテタイプや肉の形状を残したチャンクタイプなどがある。通常は固体と液体が分離しないように、カラゲナンなどのゲル化剤を混ぜてゼリー状に固めてある。

（4）その他のタイプ

水分含量とは無関係に、ジャーキーのようなおやつ、骨に似せたミルクカゼイン製の犬用おしゃぶり、栄養補助剤などがその他に分類されている。

3）目的別分類

ペットフードは使用目的別に総合栄養食、間食、療法食、その他の目的食に分類されるが、この分類法は栄養適性表示の問題と不可分の関係にあるので、目的別分類については後述する（P.84～85参照）。

3 ドライペットフードに用いられる主な原料

1）原料をめぐる諸事情

ペットフードに使用される原料はペットフードの品質と密接に関係するため、その品質が非常に大切である。ただ、2007年には、北米でメラミンという化学物質が小麦グルテンなどの原料に混ぜられる偽装事件が起きた。

ペットフードの安全性向上への取り組みが始まるきっかけともなった事件であり、原料の重要性が認識された事件であった。

また、原料の種類は実に多様である。新しい機能性原料や嗜好性原料などが絶えず求められるからである。

ここでは、主にドライフードに用いられる主要な原料について説明する。

ペットフードに用いられる原材料は、ペットフード安全法上の原材料表示に基づく**付表5**のように分類し示す。この分類の中から代表的な原料を抜粋し、以下で説明する。

プロピレングリコール：猫ではプロピレングリコールが貧血を起こすとの報告があるため、ペットフード安全法では、キャットフードの製造の方法の基準で使用が禁止されている。
ソルビトール：リンゴやモモの果汁に含まれるグルコースの誘導体（糖アルコール）で、グルシトールともいう。同じ仲間にキシリトールがある。
カラゲナン：carrageenan。ある種の紅藻類に含まれる多糖類。寒天に似ているが、ゲル化力（固める力）は寒天より弱い。

ジャーキー：最近は、おやつではなく「総合栄養食」をうたったジャーキーもあることから、タイプ別分類は再考の余地があるともいえる。

２）原料の種類

　ここでは、**付表5**のうちの穀類・イモ類・デンプン類、豆類、魚介類、肉類、卵類、乳類、油脂類について説明を行う。

(1) 穀類・イモ類・デンプン類

【定義】

　穀類は「すべての穀類の穀粒、挽き割り、穀粉及びその加工物」を指す。従来糟糠類、植物タンパク類に分類されていた原料も穀類に分類されるようになった。

　イモ類は、すべてのイモ類およびその加工品のことをいう。

　種類としては、コーンスターチ、ポテトスターチ、タピオカ（キャッサバ）スターチなどがあげられている。ここでは、これらの中から代表的なデンプン類について説明をする。

　デンプン類は、すべての種類のデンプンのことをいう。

【種類】

- トウモロコシ、小麦、玄米など
- 小麦粉、パン粉、米粉など
- 米糠、小麦フスマ、コーングルテンフィード、コーングルテンミールなど
- サツマイモやジャガイモ（馬鈴薯）、キャッサバなど
- コーンスターチ、ポテトスターチ（ジャガイモデンプン、馬鈴薯デンプン）など

【役割】

　穀類、イモ類、デンプン類とも、役割はおおむねよく似ている。主成分はデンプンなどの炭水化物であるため、エネルギー源として利用される。いずれも、ドライフードの膨化や成型性に良好な効果を示す。デンプン類には、タンパク質がほとんど含まれていないためアレルギー対応食の原料として使用されることもある。

● トウモロコシ（corn、maize）

　トウモロコシは、世界的な食糧の主要かつ最大の穀類である。最近、米国でバイオエタノールの原料としても大量に使用され、穀物の暴騰の原因の一つになっている。近年の世界の総生産量は、9億トン/年である。主な生産地（国）は米国、中国、ブラジル、メキシコなどである。このうち生産量は米国が最大で、全世界の約35%を占める。

　ペットフード用のトウモロコシの品種は、デントコーン種が主体である。

● 小麦（wheat）／小麦粉（wheat flour）

　小麦の産地は、中国、インド、米国、フランスなどである。世界の生産量は7億トン/年で、トウモロコシに続く世界第2位の穀物である。わが国への三大供給国はカナダ、米国、オーストラリアである。

　小麦は大部分原粒で輸入され、製粉会社で小麦粉として加工される。その際発生する小麦の残渣部分をフスマ（wheat bran）という。

　ペットフードでは、この小麦粉やフスマが使用される。

　小麦や小麦粉の品質は、含有されるグルテンというタンパク質の含量の違いが大いに関係する。グルテンとは、いわゆる"麩"の主成分で、グリアジンとグルテニンからなるタンパク質で、パン製造などにおける生地の粘り、膨化、さらにはフワッとした食感を出し、パンの膨らみにも関与する。

　小麦粉は、わが国でペットフードに使用される穀類としては、トウモロコシの次に多い穀物であるが、上述の特徴がある反面、価格的には割高である。

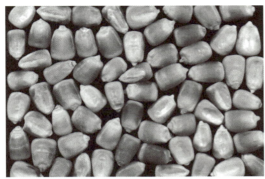

図3-3　トウモロコシ（米国産）

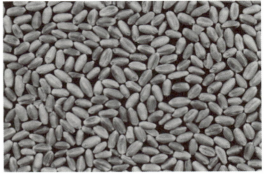

図3-4　小麦

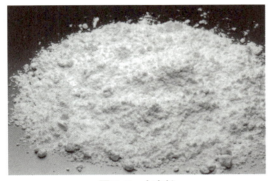

図3-5　小麦粉

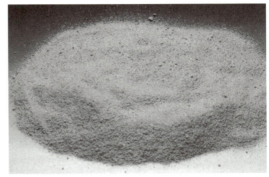

図3-6　脱脂米ぬか

●玄米（rice）

　米は、世界的に重要な穀物で、東洋では主食である。主要な生産国は中国、インド、インドネシアなどである。瑞穂の国といわれるわが国は、第10位である。全世界の生産量は、5億トン/年程度で世界第3位の穀物である。国際的には主要な穀類の一種であるが、わが国では米は価格が高いため、通常はペットフードに用いられることはまれである。

　海外では必ずしも高価格穀物ではなく、ペットフードにも用いられる。一時"ラム＆ライス"という表示で、アレルギー対応ドッグフードとして注目された。

　米は、玄米の形で使用されることが多いが、精米粉あるいは砕米という形のものが使用される。ただし、いずれもわが国では発生量が少ない。

●パン粉（dried bakery product）

　パン粉とは、パンの製造工程中に発生した規格外品やパンの耳などで、基本的には穀類に分類される。一般的に、十分な加熱加工がされているため、デンプンのα化は十分になされており、ペットフード原料としても優れている。

●脱脂米ぬか（rice bran, solvent extracted）

　米ぬかとは、玄米を精米する際に発生するもので、そのものは水分や油分を多く含む生米ぬかといわれる。これから油分を米油として有機溶剤で抽出し、乾燥させたものが脱脂米ぬかである。脱脂米ぬかは、繊維分の多い穀類の一つとして、フスマと並ぶ代表的原料である。

　これをペットフードに使用するときには、リン（P）を他の食物から補給する必要がある。米ぬかに含まれるリンは、フィチン態という有機態のリン化合物であり、犬や猫などの単胃動

物には利用されにくい。これは、フィチンを分解して、無機態のリン酸を生成するフィターゼという酵素が、犬や猫の消化管内に存在しないためである。ペットフードでは一般に脱脂米ぬか中のリンは含有量通りには評価せず、0から3分の1程度の低めに評価して、他のリン源を補給しなければならない。

●フスマ（wheat bran）

フスマは、小麦から小麦粉を製造する際に、精製することによって発生する副産物である。小麦から小麦粉を製造する際に22〜23％程度発生する。ペットフードでも粗繊維含量が高いため、脱脂米ぬかと並ぶ粗繊維源である。

フスマには、犬や猫の便通を整え、糞便の形状を安定化させる効果がある。また、低エネルギー（低カロリー）食を作る際の主要な原料の一つともなる。すなわち、豊富な粗繊維含量やそれに伴う食物含量が積極的に評価されている。

しかし、犬や猫などの嗜好性は概して良くない。これは、糟糠類全般にいえることで、肉食動物ではあまり好まれない。

栄養価は代謝エネルギー（ME）が大幅に低く、可消化粗タンパク質（DCP）についても、粗タンパク含量の割に低い値を示しており、エネルギー面でもタンパク質の利用性でも低い原料といえる。

●コーングルテンフィード（corn gluten feed）

コーングルテンフィードは、トウモロコシの外皮を主体とし、コーングルテンミールや無機成分などを混ぜたもので、コーンスターチ製造時に副生物として得られる。

ペットフードでは、脱脂米ぬかやフスマとの比較において有利な場合に使用されることが多い。特に、粗タンパク質含量が高いことは、これらより総合的に高い評価を受けることが多い。

●コーングルテンミール（corn gluten meal）

トウモロコシからデンプンを製造する際にタンパク質含有部分を分離したもので、大豆ミールの1.5倍ほどのタンパク質が含まれている。

ドライペットフードには貴重な原料である。元のトウモロコシの色調の影響を受けるため、無着色のフードには注意が必要である。また、リジンやトリプトファンという必須アミノ酸が少ないため、他の原料などで補う必要がある。

犬も猫も嗜好性ということではあまり評価の高い原料ではない。

●サツマイモ（sweet potato）

甘藷ともいう。中南米原産で、琉球から鹿児島へ伝わりその名がついた。食品では食用および加工用として用途は大別されるが、最近では芋焼酎用としても頻用される。

ペットフードにはそれほど多くない。

しかし、"おさつ"とか"おいも"と親しみをもって呼ばれてイメージがよい。

●ジャガイモ（馬鈴薯、potato）

ジャガイモは馬鈴薯ともいわれ、南米原産であるが、ジャワ経由でわが国に入ってきた。

ジャガタラ芋が、なまってジャガイモとなった。わが国では北海道が有名な生産地である。

従来、ジャガイモのペットフードへの利用は、生のままではウエットフードに使用されることが多かった。缶詰などで、馬鈴薯の白みを帯びた色調は、赤い肉などとコントラストが良く、デンプン源としても有用である。

近年、ジャガイモあるいはジャガイモデンプンは、イモ類の代表的立場のため注目されている。主な用途は、グレインフリーという特徴を謳うペットフード（特にドッグフード）である。この商品の人気化により、豆類とともに、炭水化物源として穀類（グレイン）であるトウモロ

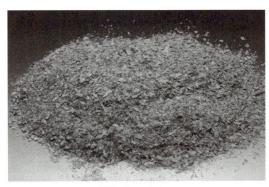
図3-7　フスマ

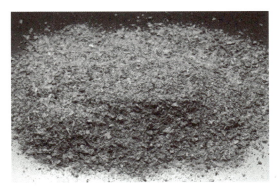
図3-8　コーングルテンフィード

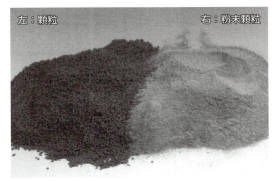
図3-9　コーングルテンミール

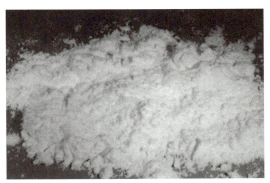
図3-10　コーンスターチ

コシや小麦、米などに置き換えられる傾向が出ている。

その炭水化物としては大きな差異はないものの、新規性やプレミアム性から消費者に注目されているものと考えられる。

● **コーンスターチ**
（とうもろこしデンプン、corn starch）

コーンスターチとは、トウモロコシからデンプン部分のみを精製分離したものである。

ペットフードでは、たとえば缶詰などのウエットフードの物性改善などに使用される。またタンパク質がほとんど含まれないためアレルギー対応食の原料として使用されることもある。

● **ポテトスターチ（ジャガイモデンプン、馬鈴薯デンプン、potato starch）**

ジャガイモから精製して得たデンプン。
用途はコーンスターチと類似する。

（2）糖類
【定義と種類】

糖類とは、「すべての種類の糖質、糖質高濃度含有物、及びその加工物」とされている。

種類としては、砂糖、グルコース（ブドウ糖）、フルクトース（果糖）、異性化糖、オリゴ糖類、水飴、シロップ、糖蜜、蜂蜜などがあげられる。

なお、キシリトールは食品で頻用される糖類であるが、犬には特異的に健康上の悪影響が出るため、使用は控えねばならない（P.74参照）。

1 ペットフードの歴史、種類など

【役割】

糖類の役割は、従来大別すると以下の4つがある。
- エネルギー源としての役割
- 甘味料としての役割
- 保存料としての役割
- 腸内環境改善の役割

エネルギー源としては、糖類はきわめて効率のよい原料である。グルコース、フルクトースは、糖の分子が1つの単糖類、砂糖は2つの二糖類である。これらは少糖類と呼ばれ消化吸収が速く、消化率も高い。

また、これらは甘味料としても重要な役割を持っている。甘味料としては、犬には非常に効果がある。一方、猫には効果がほとんどない。

保存効果は、食品でもたとえば"甘納豆"などでよく知られている。ペットフード、特にドッグフードでは、セミモイストフードやソフトドライと呼ばれるものがある。これは少糖類も保存には重要な役割を担っているのである。

腸内環境の改善効果という点では、オリゴ糖は重要な機能性食品であり、ペット動物においても同様の効果がある。

オリゴ糖は体内に摂取されると、主として小腸や大腸において乳酸菌やビフィズス菌の格好の餌として資化される。これらの菌は、オリゴ糖を資化することで、乳酸などの酸性物質を産生し、タンパク質から作られるアルカリ性物質を中和し、腸内のpHを弱酸性にする。腸内の悪臭物質を含むアルカリ性物質を塩として排泄するだけでなく、便通改善やひいては大腸がんの予防にも役立つといわれる。

オリゴ糖には、最近では多種類のものが天然物から見つけられている。最も自然界で一般的なものはフラクトオリゴ糖で、砂糖をベースに、酵素を用いて作ることができる。

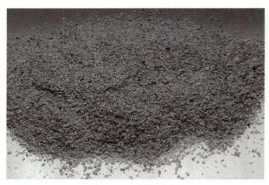

図3-11 脱脂大豆

天然界では、タマネギ、ニンニクなどのネギ類、麦類、ゴボウなどの広範な植物に含まれている。その他のオリゴ糖としては、乳果オリゴ糖、ガラクトオリゴ糖、大豆オリゴ糖、キシロオリゴ糖、イソマルトオリゴ糖などがある。

それぞれに腸内環境を改善する効果を有することは同様である。

(3) 豆類

【定義】

「すべての種類の豆またはその加工物、加工副生物」とされている。

種類としては、大豆、脱脂大豆、大豆ミール、きな粉、大豆粉（ソイフラワー）、おから、そら豆、小豆などがあげられている。

【役割】

豆類および油脂分の多い植物、特に豆類はきわめて有用性が高い。有機溶媒や物理的な圧搾などによって搾油する。搾油後の有用原料がペットフード原料として利用されることが多い。大豆ミールまたは脱脂大豆と呼ばれるものがその代表例である。または豆類そのものを直接利用することは、きな粉などの例を除けば比較的少ない。

- 大豆ミール（脱脂大豆、soybean meal）

大豆は、世界各国で3.4億万トン／年ほど生

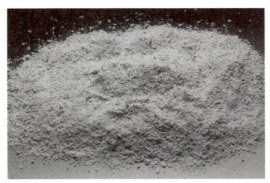

図3-12　きな粉

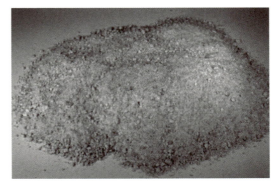

図3-13　おから

産されているが、特に米国、ブラジル、中国、アルゼンチンなどで大量に栽培されている。米国のシェアはトウモロコシと並ぶ約35％で、突出している。

この大豆から搾油した残りが大豆ミール（脱脂大豆）であるが、これはペットフードに最も大量に使用される植物性タンパク質源である。また、大豆ミールにはレシチン、大豆オリゴ糖などの多様な成分が含まれる。これらはペットフードにも利用されている。

● きな粉（roasted soybean flour、kinako）

きな粉とは、生の丸大豆を炒った後に粉砕したもので、独特の香ばしい香りをもつ。成分的には大豆ミールと比べると、粗脂肪含量が高く、ME値も高い。ペットフードでもこのような特性を生かして使用する機会の多い原料である。きな粉の製法自体、もともと日本独自のものであろうが、近年、二軸エクストルーダーなどを用いて加熱全脂大豆粉（roasted full fat soy）を製造することも進んでいる。

● おから（soybean curd residue）

おからもペットフード原料としての価値は非常に高い。特に、乾燥おからはタンパク質が適度に含まれ、高繊維源として良質の原料と評価される。

(4) 魚介類

【定義と種類】

公正競争規約の定義では、「新鮮なまたは適正な方法により保存されてある魚類、貝類、甲殻類、軟体動物及びその加工物、加工副生物」とされている。

種類としては、まぐろ、かつお、あじ、いわしなどの魚類や甲殻類及び軟体動物、貝類、フィッシュミール（魚粉）およびフィッシュエキスなどがあげられている。

【役割】

魚介類は肉類、卵類、乳類とともに同じ動物性原料に分類され、肉類と並ぶ重要な原料である。動物性原料に共通する特徴として、次のような効果が期待される。

● 植物性原料より高い消化率、利用率
● 植物性タンパク質より良質のアミノ酸組成
● 高い嗜好性

魚介類を大別すると、フィッシュミールのような乾燥状態の原料（主にドライフードに用いられる）と含水状態の原料（主に缶詰に用いられる）になる。

なお、魚介類には非常に季節性があるということに注意しなければならない。これは、自然界に生息する魚介類では、自然の変化に合わせて体成分が変化しているからである。

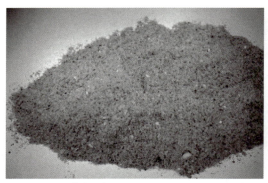

図3-14 魚粉（ホワイトフィッシュミール）

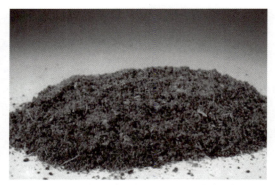

図3-15 魚粉（沿岸ミール、国内魚粉）

● 魚粉（フィッシュミール、fish meal）

ひとくちに魚粉といっても、その種類はきわめて多岐にわたる。魚種、産地、処理方法、成分などにより異なる。代表的な違いは、輸入物か国内産かということである。

輸入魚粉には、ホワイトフィッシュミール（北洋ミールともいう）と輸入ミールとが代表例としてある。前者は、北洋で取れたスケトウダラを主体とするもので、比較的低脂肪で品質も高い。主な産地はロシアである。後者は、ペルー、チリ、ノルウェーなどからの輸入で、カタクチイワシ、イワシ、ニシンなどが原料魚である。

ペットフードにとって、良質な魚粉はタンパク質の供給源としてだけではなく、嗜好性の点からも重要である。特に国産キャットフードは、ほとんどが魚粉を主たるタンパク源としている。日本人は、猫といえば魚、という連想が強い。

なお、BSE（牛海綿状脳症）関連で、最近、魚粉についても肉骨粉並みに管理をすることとなり、2004年1月より、国内では条件の満たされた工場でのみ使用可能となる制限が加えられるようになった。輸入品は、肉骨粉の混入があるか否かの全量検査することとなる。

国内産は、沿岸ミールともいわれ、日本近海で漁獲されたイワシやサバが主体である。

魚粉の生産は、産地の漁獲状況と密接に関係し、ペルー、チリ産の輸入ミールは、現地でのカタクチイワシの漁獲制限などにより生産量が年ごとに振れる。

魚粉の飼料価値は多様であるが、特に品質で注意すべき点は、脂肪の酸化と揮発性塩基態窒素やヒスタミンの存在である。

● 脂肪の酸化

魚粉中の油脂、すなわち魚油が融点の低い不飽和脂肪酸を主体とすることから、酸化を受けやすいことに起因する。この酸化を抑えたり、遅らせたりする方法としては、魚粉製造過程における過剰な加熱をできるだけ抑えるのはもちろん、酸化防止剤の併用が必須である。

この酸化という点では、元来が低脂肪の北洋ミールのほうが国内ミールより使いやすい。しかし、工夫によっては国内ミールでも十分である。

● 揮発性塩基態窒素

揮発性塩基態窒素とは、魚粉中のアンモニアのような揮発性のある窒素化合物の存在をいい、この量が多いことは、動物の嗜好性を悪くするだけでなく、成長などを阻害することもある。この値が高いということは、魚粉製造前の保管状態が悪いことを示す。

● フィッシュエキス（fish extract）

フィッシュエキスとは、魚介類の煮汁や抽出

液を濃縮したものを指す。フィッシュソリュブルともいう。その種類は多種多様である。

なかには酵素処理などを行っているものもあり、原料である魚の部位や加工法などの詳細は不明のことが多い。

主な用途は、嗜好性の向上や改善である。魚系ということで、用途はほぼ猫用が主体である。

(5) 肉類

【定義と種類】

「新鮮な又は適正な方法により保存されてある哺乳動物・家禽類等の生肉、肉体部分、ならびに上記動物の体またはその一部から生じる全ての副生物及びその加工物」とされている。

種類としては、牛（ビーフ）、豚（ポーク）、羊（マトンまたはラム）、兎などの畜肉および獣肉、ならびにその副生物および加工品。鶏（チキン）、七面鳥（ターキー）、ウズラなどの鳥肉、並びにその副生物および加工品。

また、飼料原料としてのミートミール、ミートボーンミール、チキンミール、ポートリーミールなどもこの分類にあげられている。

【役割】

肉類は魚介類、卵類、乳類とともに同じ動物性原料に分類され、肉類と並ぶ重要な原料である。動物性原料に共通する特徴として、次のような効果が期待される。

- ●植物性原料より高い消化率、利用率
- ●植物性タンパク質より良質のアミノ酸組成
- ●高い嗜好性

● 肉類とBSE（牛海綿状脳症）

動物性原料、とりわけ食肉加工副産物由来の原料の中で、特に反芻動物由来の原料については、2001年9月に国内で初めて発症したBSE牛をきっかけとして、農林水産省は、同年10月1日に、ペットフードも含めた飼料全般へのミー

トミール、ミートボーンミール、骨粉、嗜好性を向上させる牛肉由来の加水分解物などの使用禁止を発表した。これは、BSEがネコ科の動物に感染するためである。猫が感染した場合はFSE（猫海綿状脳症）という。

その後、2002年1月11日に条件は緩和され、さらに2007年12月7日付で条件付きながら、食用脂肪を原料とする牛、めん羊、山羊由来の肉粉に関しても、使用が可能となった。

犬も猫も、いずれも元来が肉食獣であり、肉類などの動物性タンパク質源なしにペットフードを作ることは難しい。

ペットフードメーカーはそれぞれに工夫しており、最近までは、ドッグフードでは大部分がチキンミールや魚粉、場合によっては豚由来の食用グレードの肉粉を使用しているメーカーもあったようであるが、牛、めん羊、山羊由来の肉粉の使用が可能となったことは原料選択の幅が広がり、メーカーにとっては一安心ではないかと考えられる。

● ミートボーンミール（肉骨粉、meat and bone meal）

農林水産省ではミートボーンミールなどは、2007年1月以降、牛由来原料の混入がなく安全性が確認されれば、その一部使用を解除したとしている。具体的には、豚、馬など由来のミートボーンミールであることが厳密な意味で証明できれば、使用は可能である。

また、この規制は国内が対象であるが、使用の可能性が低いため、説明は割愛する。なお、本欄では、チキンミールはミートボーンミールに含めず、別々に解説するものとする。

● ミートミール（肉粉、meat meal）

ミートミールは、厳しい条件付ながら2007年12月よりペットフードへの使用が認められた。

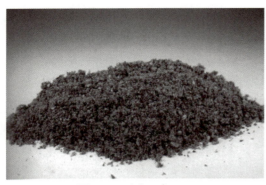

図3-16　チキンミール

ミートミールは、ミートボーンミールと製法、原料、産地などがほぼ同様である。ミートボーンミールとの違いは、灰分の含量、すなわち骨の使用が多いか少ないかである。

● **チキンミール、ポートリーミール**
　（chicken meal あるいは poultry meal）

　食鳥処理場より発生する副産物を、ミートミール同様に処理して得られたものである。

　原料となるものは、主にブロイラーの首や胸部などの骨つき肉、頭部、脚部、内臓などである。米国では、ブロイラー以外に七面鳥も利用される。

　チキンミールもBSE問題の余波を受け、ペットフードへの使用は一時期停止されたが、その後、農林水産省も規制を解除しており、現在はむしろミートボーンミールやミートミールの代替原料として積極的に使用されている。

　チキンミールは、以前より欧米では比較的多くペットフードに使用されている。特にキャットフードには多く用いられることが多い。しかし、この原料は、鶏油を多く含む。鶏油は融点が低く、植物油に近い脂肪酸組成のため、比較的酸化を受けやすい。

　酸敗した油脂の動物への給与は、下痢などを引き起こすため、チキンミールの選択、酸敗を防止する酸化防止剤の選択、品質管理などに注意が必要である。

● **動物由来エキス（animal extract）**

　肉類の煮汁や抽出液を濃縮したものを指す。その種類は多種多様で一概にはいえず、また、それぞれのペットフードメーカーのノウハウも多々あり、一部には酵素処理などを行っているものもあり、その製造工程や主要な有効成分には不明な点が多い。

　主な用途は、嗜好性の向上や改善である。肉類系ということで、犬用が主体だが、猫用にも使用される。ただし、BSE問題との関係もあり、主な生産国が米国などの海外主体のため、実質的には輸入禁止状態になっている。使用できると思われるエキス類の採用に際しては、慎重な対応をすべきである。

(6) 卵類

【定義と種類】

　公正競争規約の定義では「新鮮なまたは適正な方法により保存されている鳥類の卵及び加工物、加工副生物」とされている。

　種類としては、鶏卵（全卵、乾燥全卵、卵黄・卵白）、アヒル卵、ウズラ卵などがあげられている。

【役割】

　鶏卵に代表される卵類は、栄養学的に理想の栄養やアミノ酸のバランスを持った食品といわれている。事実、鶏卵をいろいろな動物の幼若期に与えると、他の食品よりよく成長するという。また、非常に消化のよい食品でもある。

　この良質な食品でもある卵類をペットフードに用いることで、栄養的に品質が向上することは間違いない。

● **鶏卵（egg）**

　代表例として生の鶏卵がある。

鶏卵は栄養価が高い。特に良質で豊富な動物性タンパク質を含み、卵黄中には脂溶性ビタミンのビタミンA、D_3、Eが多く、またリン、鉄、亜鉛、銅などのミネラルも含有されている。

このように栄養バランスが優れていることから完全栄養食品と見なす場合もある。

(7) 乳類

【定義と種類】

「新鮮な、または適正な方法により保存されてある生乳、その加工物、加工副生物」とされている。

種類としては、「全脂乳、脱脂乳及び全脂粉乳、脱脂粉乳、ホエー、チーズ、バター、クリーム」などがあげられている。

【役割】

乳類も卵類に並ぶ良質な食品である。

卵類同様に、乳類をペットフードに用いることで、栄養的に品質が向上することは間違いない。また、特に犬では嗜好性向上ということでは、脱脂粉乳、カゼイン、乾燥ホエーなどよりも全脂粉乳や、バター、チーズなど乳脂肪の入ったほうが犬が喜ぶ嗜好性の効果が大きい。

● 脱脂粉乳（dried skim milk）

脱脂粉乳は、乳類の中ではペットフードに比較的多く使用される原料である。特に、子犬用のミルク（人工乳）には必須の原料で、配合量は一番多くなる。

犬の成長ステージが上がるにつれて配合量は下がってくるが、良質のドッグフードには数パーセントのレベルで使用されていることもある。この場合は、嗜好性向上を期待しているものと思われる。

● カゼイン（casein）

脱脂乳のタンパク質を凝固させたもので、

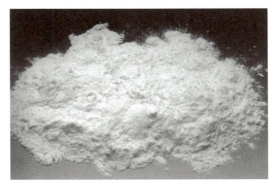

図3-17　脱脂粉乳

ペットフードではいわゆる"おやつ"として与えられるガム類の主原料として使用されることが多い。

(8) 油脂類

【定義と種類】

「すべての動物及び植物から得られる油脂及び加工油脂、脂肪酸類」とされている。

種類としては、**動物性油脂**：牛脂（タロー）、豚脂（ラード）、鶏油（チキンオイル）、魚油（フィッシュオイル）、バター、脂身など、**植物性油脂**：大豆油、ゴマ油、胚芽油、綿実油、パーム油、マーガリンなど、**脂肪酸**：リノール酸、リノレン酸、高度不飽和脂肪酸などがあげられている。

【役割】

油脂類の役割は大別して以下の4点である。

- 栄養素として高エネルギーを供給する。
- 必須脂肪酸を供給する。
- 脂溶性ビタミン類のキャリアになる。
- 嗜好性を向上させる。

油脂については、酸敗の問題が最大の課題である。新しい油脂は、嗜好性でも優れた結果を発揮するが、ひとたび酸化が進むと、元には戻せず、また健康上動物にさまざまな弊害をもたらす。下痢、皮膚病、成長不振などが代表例である。

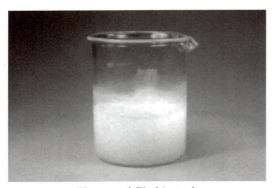

図3-18　牛脂（タロー）

油脂の酸化の状態を知る指標としては、酸価（Acid Value：AV）、過酸化物価（Per-oxide Value：POVまたはPV）などがある。

いずれも複数時点をとって、その値の動きから判断すると良い。

● 動物性油脂（animal fat）

動物性油脂には、畜種別に種類がある。

上述のように牛脂（タロー）、豚脂（ラード）、鶏油（チキンオイル）、魚油（フィッシュオイル）、といった分類である。それぞれに、製法や精製の仕方などによってさらに細かく分類される。

ペットフードに最も使用されるのは、以前は牛脂だったが、最近では鶏油が増えている。犬や猫は牛脂や鶏油などを比較的好む。

ただし、製法によって嗜好性に差が生じることが往々にしてあるので、注意が必要である。

● 植物性油脂（vegitable oil）

植物性油脂で飼料に用いられるのは、大豆油、サフラワー油、ごま油、パーム油（アブラヤシ（パームヤシ）の果肉から採れる）、米ぬか油などがあるが、ペットフードでは、一般的に植物性油脂をあまり使用しない。使ったとしても量的には多くない。その理由は、おそらく、植物性油脂の安定性および嗜好性によるものであろ

う。特に嗜好性ということでは、動物性油脂に比して格段の差がある。

● 脂肪酸（fatty acid）

脂肪酸は生物にとって重要な栄養素である。特に、必須脂肪酸（犬ではリノール酸、猫ではリノール酸、γ-リノレン酸、アラキドン酸など）が欠乏すると生命にかかわることもある。しかし、ペットフードの場合には、一般的に、脂肪酸そのものを添加したり、強化したりすることはほとんどない。添加する油脂に、各種の必須脂肪酸が含有されているからである。ただし、たとえば猫ではγ-リノレン酸やアラキドン酸を特異的に要求するが、これらは、通常の動物性油脂や植物性油脂には含有されていない。このためペットフードメーカーによっては、γ-リノレン酸を比較的多く含有する月見草油を使用することもある。

4　家庭用食材

わが国の飼い犬・飼い猫の多くが市販のペットフード以外に食卓の残り物か、または手作りフードを与えられている。したがって、犬や猫に対する家庭用食材の問題点を心得ておくことは重要である。

1）畜肉

畜肉にはカルシウム、ナトリウム、鉄、銅、ヨウ素、およびビタミンA、D、E、B_1、B_2が不足するので、畜肉だけを長期に給与するのはよくない。犬や猫は肉食動物だから肉だけを与えるべきだ、と誤解されることがある。

しかし、野生の肉食動物は内臓や血液、軟骨を含めて可食部分を残らず食べることでこれらの微量栄養素を補っている。畜肉をペットフードとともに与える場合でも1/4以下に制限するほうがよい。

2）レバー

レバーにはリン、銅、ビタミンDおよびB群が多いが、カルシウムが少ないことと、ビタミンAが過剰なことが欠点といえる。猫にレバー中心の食事を長期間給与すると、特に前肢長骨の変形を招き、痛みを伴って歩行困難になることがある。また、ビタミンAは肝臓に蓄積されるため、猫に長期間レバーを与え続けるとA過剰症が生じることがある。犬では自然発症例は報告されていないが、やはり実験的にはA過剰症が生じ得る。

3）魚肉

切り身の魚肉には畜肉と同じ欠点がある。

切り身よりは1尾丸ごと、また、生よりは調理をして与えるのが望ましい。生の魚肉の場合、寄生虫の心配に加え、マス、タラ、ニシン、ヒラメ、ボラ、カマス、鯉、鮒、金魚などにはビタミンB_1分解酵素（チアミナーゼまたはアノイリナーゼ）が含まれるため、生のままで連日与えるとビタミンB_1欠乏が生じる。

犬より猫のほうがB_1要求量が多いので、欠乏症も出やすい。生の鯉とニシンを猫に毎日与えた実験では、33〜40日でB_1欠乏が発症した。ただし、チアミナーゼに関しては、魚を煮たり焼いたりすると破壊され、スズキ、ウナギ、ドジョウ、ナマズには含まれない。

4）牛乳および乳製品

牛乳は良質のタンパク質、エネルギー、カルシウム給源であるが、乳糖を多く含むため、哺乳期の子犬・子猫は下痢しやすい（チーズやヨーグルトは乳糖が少ない）。牛乳を毎日与える場合、給与量を制限する必要がある。

一般に、食材中にはリンに比べてカルシウムが少ないため、乳製品はカルシウム給源として畜肉や魚肉よりもはるかに優れている。

しかしカルシウムの過剰給与は、特に犬では危険を伴う（P.40参照）。

5）卵

卵白中には、ビタミンB群のビオチンと特異的に結合し、腸管からの吸収を妨げるタンパク質（アビジン）が含まれている。その作用は強力で、実験動物にビオチン欠乏を生じさせる目的で生の卵白を投与するほどである（P.35参照）。しかしビオチンは卵黄中に多いため、全卵の形で与えれば生でも影響が少なく、卵白だけでも加熱して与えれば無害である。

6）タマネギ

タマネギには犬・猫に有害なn-プロピルジスルフィドなどの二硫化物が含まれており、過剰に摂取すると赤血球に**ハインツ小体**が形成され、溶血、血尿、下痢、嘔吐、発熱などの症状を呈し、しばしば死に至る。実際上はタマネギの味を好む犬で、猫より生じやすく、犬におけるタマネギの中毒量は体重kg当たり15〜20gである。なお、長ネギ、ニラ、ニンニクにも同類の成分が含まれている。

7）ほうれん草

ほうれん草にはシュウ酸が多く含まれ、シュウ酸カルシウム尿石（P.155参照）の原因になる。アクを抜けばシュウ酸を減らすことができる。

8）アボカド

アボカドに含まれる7価アルコールのペルセイトール（perseitol）は、犬・猫だけでなくフェレットや兎にも有害で、嘔吐、下痢、胃腸

用語解説 ハインツ小体：Heinz body。ある種の中毒や疾病により赤血球中に生じる球状の小体。多くは溶血や血色素尿を伴う。

1　ペットフードの歴史、種類など

の炎症などを生じ、多量の場合は死ぬこともある。

9）アワビ・トリガイ・サザエ・トコブシ

これらを猫に与えると光線過敏症が生じやすい。毛の薄い耳に腫れや痒みが生じ、壊死することもある。貝毒が強い3〜5月は特に要注意である。

10）イカ、タコ、スルメ

イカやタコは消化が悪いので多く与えないほうがよい。スルメは胃の中で水を吸って10倍以上に膨張し、腸への流出も嘔吐もできず苦しむことがある。

11）チョコレート

チョコレート中毒も、甘味とともにカカオ味を好む犬で発症例がある。犬はカカオに含まれるアルカロイド（テオブロミン）の血漿中の半減期がヒトなどよりも長いため、体内に長く残り、その薬理効果が強く出てしまう。これはテオブロミンを分解する代謝酵素が弱いせいである。多量に摂取すると有害で、下痢、嘔吐、頻尿、あえぎ、痙攣などの症状を呈し、多くは死に至る。犬におけるテオブロミンの中毒量は体重kg当たり90〜100mgで、少量のチョコレー

トを与えた程度では発症しないが、買い置きのチョコレートを犬が盗み食いしたりすると事故につながる。猫でも犬同様にチョコレート中毒は起こるが、猫は犬のようには糖分に関心が高くないため、事故に至ることは少ない。

12）キシリトール

キシリトールは、五炭糖キシロースの誘導体（糖アルコール）で、食材とはいえないが、甘味がある。犬以外の動物では吸収後は代謝されずに尿に排泄されるため、ヒトではダイエット用の甘味料として使われる。

虫歯予防にも有効であるが、犬では吸収されると血糖値を低下させるため、有害である。犬では消化管からの吸収が速く、グルコースを同量服用したときの反応よりも6倍も強力なインスリン放出を引き起こす。このために重度の低血糖を引き起こすことになる。中型犬に対してキシリトールガム2、3枚で血糖値の低下、嘔吐、肝不全が生じる。しかし、猫では有害性は認められない。

> 用語解説　**テオブロミン**：カフェインもテオブロミンの一種である。

> Point　**虫歯予防にも有効**：菌体内に浸透・蓄積し、増殖を抑制する。

復習

① 発泡状ドライフードの特徴について。
② 缶詰フードの特徴について。
③ 家庭用食材の問題点について。

問題10

畜肉、魚肉、レバーに共通する栄養上の欠陥とは何か述べなさい。

（解答はP.174）

② ペットフードの品質・安全性保証——米国

学習目標

① 米国のペットフード関係機関・団体とその役割について学習する。

② NRC飼養標準と養分要求量について学習する。

③ 米国飼料検査官協会（AAFCO）の養分基準について学習する。

④ 栄養適正表示について学習する。

① 関係機関・団体

米国では、ペットフードも飼料の一部であるとの認識が強く、飼料一般についての安全性や品質保証システムがペットフードにも適用される。その中核をなすのは米国飼料検査官協会（American Association of Feed Control Officials；AAFCO）と食品医薬品局（Food and Drug Administration；FDA）である。

ほかに、米国農務省（USDA）、州の行政機関、ペットフード協会（Pet Food Institute；PFI）、国家研究協議会（National Research Council；NRC）なども一定の役割を担っている。

1）米国飼料検査官協会（AAFCO）

AAFCOは、全米の動物用飼料の品質を統一的で公正な管理の下に置くため1909年に設立された半官半民の組織で、1960年代からペットフードも対象とした。その正式会員は全米51州とカナダおよびコスタリカの飼料検査官、USDA、FDAなどのスタッフである。AAFCOはいくつかの委員会に分かれており、ペットフード委員会には委員長以下10名足らずの正式

会員に加え、PFI、米国動物病院協会、米国およびカナダの獣医学会、NRCなどの代表が連絡員や調査員として参加している。

AAFCOペットフード委員会の業務と権限を**表3-1**に示す。AAFCOは、製品保証表示（ラベル）に関して、州レベルの問題ならびに個々のペットフードに特有な事項（製品名、保証成分、エネルギー含量、栄養適正表示、給餌方法など）について、内容や表示方法を規制する権限をもつ（①）。また、米国ではペットフードを含む飼料の品質や安全性は州ごとに定めた条例で規制されているが、AAFCOは統一的な規制法案モデル（公定ペットフード規約）を提示し、その採択を呼びかけている（②）。年1回の公式報告書発行（⑤）や、フォーラムの開催（⑥）も業務の一環である。③と④については項を改め

> **用語解説**
> **半官半民の組織**：正式名称はAAFCO, Inc.である。主な収入源は市販飼料の登録料と検査料（多くの州とカナダでは、市販飼料1銘柄ごとに登録料と検査料が必要）。しかし公的性格も濃厚なので、ここでは半官半民とした。
> **飼料検査官**：州農務省内の飼料、資源、環境、あるいは消費者サービスなどの部局から州ごとに1人が、本来の業務に加えて飼料検査官の肩書きを与えられるが、民間や大学の専門家が委嘱される場合もある。

2 ペットフードの品質・安全性保証——米国

表3-1 米国飼料検査官協会（AAFCO）の権限と業務

①	ペットフードの表示内容に関して、州レベルの問題ならびにペットフードに特有の事項を規制。
②	ペットフードを含む飼料の品質と安全性を州が取り締まるため、罰則規定を含む規制法案モデルを提示。
③	栄養適正表示の裏付けとなる養分基準の作成。
④	栄養適正表示の妥当性立証のための給与試験のプロトコール作成。
⑤	飼料製造業者にAAFCOやFDAの規制を周知させるため、公式報告書を刊行。
⑥	州や連邦の飼料取締官が統一的な法律、規制、政策を打ち出せるよう、議論の場としてのフォーラムを開催。

て述べる（P.77〜79参照）。

2）食品医薬品局（FDA）

FDAは、米国保健福祉省に所属し、食品やペットフードを含む飼料、および医薬品・化粧品の安全性や品質の改善に関して広汎な責任を負っている。

実際にペットフードを含む飼料を担当するのはFDAの獣医学センター（Center for Veterinary Medicine；CVM）で、その業務と権限を**表3-2**に示す。

ペットフードの表示中、連邦レベルの問題ならびにすべての動物飼料に共通する普遍的事項（製品識別、正味重量、製造者の名称と住所、原材料表示など）は、FDA/CVMの管理下に置かれている（①、②）。

FDAは、ある種の薬品や添加物の使用および製法の許認可権をもつ（③）。また、**州や国境を越えて流通**する飼料や原材料について殺虫剤、**マイコトキシン**、重金属の汚染情況を継続的にモニターしている（④）。また、表示中の健康に関する文言や、宣伝用の学術的文書類もFDA/CVMによってチェックされる（⑤）。

健康に関する表示（health claim）が「薬効表示（drug claim）」とみなされれば、その表示は許可されないか、または長期にわたる**安全性および薬効試験が課せられる**。

FDAのこれらの活動は2007年に起きたメラミン汚染原材料やペットフードの原因究明、安全確保に先導的役割を果たした。

3）米国農務省（USDA）

USDA内では4部局がペットフードを含む飼料に関係し、FDAやAAFCOとの連携のもと、原材料の検疫や食品への転用防止に当たっている。

また、ペットフード製造業者が米国内に所有するすべての動物実験施設は、衛生設備や動物福祉に関してUSDAの監督下に置かれており、年1回、担当官による抜き打ちの査察を受ける。

4）州政府

米国の各州政府は、ペットフードを含む飼料の品質と安全性確保のため、適切な条例を採択し、規制を実施する責任を負う。

すべてではないが、多くの州はAAFCOの公定ペットフード規約に準じた条例を採択している。

州や国境を越えて流通：州内でのみ流通する飼料や原料については連邦による検査がなく、その規制は州の飼料検査官に一任されている。
マイコトキシン：カビ（真菌）が産生する毒素（アフラトキシンやボミトキシン）。

安全性および薬効試験が課せられる：ペットフードが医薬品的主張をすると、その製品は擬似薬品とみなされるためである。

表3-2 食品医薬品局（FDA）の権限と業務

①	ペットフードを含む飼料が食品と混同されないよう、適切な表示に関して責任を負う。
②	表示内容に関して、連邦レベルの問題ならびにすべての動物飼料に共通する事項を規制。
③	動物薬、療法食、添加物、および原材料の製法や成分規格、ペットフードへの使用基準を設定。
④	環境保護庁（EPA）と協力して、製品や原材料中のアフラトキシン、重金属、残留農薬などの許容水準を設定。
⑤	健康表示または薬効表示の規制。

5）ペットフード協会（PFI）

一方、ペットフード製造業者も1935年にペットフード工業会を、1958年には別法人のペットフード協会（PFI）を設立した。

設立当初のPFIは工業会の貿易部門を担当していたが、AAFCOがペットフードも対象にして以来、AAFCOに対して業界の意見を反映させることもPFIの大きな仕事となった。

メンバーは、ペットフード製造業者の正会員と、器具、原料、包装などの供給業者からなる準会員とに分けられる。米国内で生産されるペットフードの95％はPFIの正会員（約25社）によって製造されている。

PFIは、ペットフードの表示や安全性に関して直接の権限はないが、連邦や州の立法・行政機関およびAAFCOに対してペットフードメーカーの立場を代弁する。

6）国家研究協議会（NRC）

組織名にnationalの語が冠せられているが、NRCは民間の非営利団体である。

NRCは、国立科学アカデミー（National Academy of Science）や国立工学アカデミー（National Academy of Engineering）の作業部門として、これらの機関の作業量が急増した第一次世界大戦中（1916）に設立された。

自ら研究者を抱えているわけではなく、他の研究所で得られた成果を広く収集し、評価するのが主な業務である。農業部会は動物栄養委員会を傘下にもち、その目的は動物ごとに養分要求量（nutrient requirements）をとりまとめて「飼養標準」を作成することである。

NRC飼養標準は多くの国々で最高の権威とみなされてきた。

2 栄養適正表示

米国で市販ペットフードに「栄養適正表示」がなされるようになったのは1984年であった。

その目的は、消費者に対してペットフードの栄養価値を保証することにある。

1）栄養適正表示の根拠

栄養学的な適正さを保証するにはそれなりの根拠が必要で、その根拠となったのがNRCの1974年版（犬用）および1978年版（猫用）である（付表3、4）。しかし、犬用と猫用がそれぞれ1985年と1986年に改訂されると、PFIはこれらの栄養基準は実用性に欠けるとした。また、AAFCOは一転してそれらを品質保証の根拠としては不適当とみなした。さらに、AAFCOは内部に犬と猫の栄養専門家小委員会を設け、独自の養分基準（nutrient profiles）の検討を始めた。

NRC飼養標準：対象動物には、犬・猫のほか、乳牛、肉牛、豚、家禽、羊、山羊、馬、兎、実験動物、魚介類などがある。

それが完成した1997年以降は、米国内で販売されるペットフードの栄養適正表示の根拠としてはAAFCOの養分基準だけが認められ、NRCを根拠とすることは禁じらた。

表3-1に示したAAFCOの権限と業務には、「栄養基準の作成」（③）と並んで「栄養適正表示の妥当性立証のための給与試験のプロトコール作成」（④）が加えられた。最終製品であるペットフードを分析してAAFCOの養分基準を満たすことが確認されれば、ラベルに「このフードはAAFCOの養分基準を満たすよう調製されています（This food is formulated to meet the AAFCO nutrient profiles.）」と書くことができる。

しかし単なる化学分析ではなく、既定の条件下で実際に犬や猫に対する給与試験を行って栄養学的適正さを確認した場合には、「このフードは完全でバランスのとれた栄養を提供します（This food provides complete and balanced nutrition.）」と表示することができる。

2）AAFCOの養分基準

1980年代に改訂された犬と猫のNRC飼養標準が、栄養学的適正さの根拠として不適当と判断された最大の理由は、犬のタンパク質要求量の低さにあった。

猫のタンパク質要求量は、1986年版（付表4）には成長期で乾物（DM）当たり24％とされ、1978年版の28％DMと比べ一見して低すぎるという印象は受けない。しかし、問題は1985年版の犬のタンパク質要求量で、どういうわけか1985年版の表中にはその値が記載されていないのである（付表3）。本文を読むと、その値は成犬の維持期では約6％DM、成長期は9.5％DMらしいことがわかるが、これらの値は1974年版

の犬のタンパク質要求量22％DM（付表3）と比べて著しく低い。

タンパク質要求量がこのように低くなった原因は、合成アミノ酸を単一窒素源とする精製飼料を用いたことや、個々のアミノ酸の利用効率を100％としたことなどがあげられる。しかし、実際のペットフードには種々のタンパク質源が用いられ、そのアミノ酸組成は決して最良とはいえない。さらに、実用フードのタンパク質含量を10％以下にするのは困難なうえ、犬はそのような低タンパク食を好まない。

これがAAFCOをして1997年に独自の犬用、猫用の養分基準設定に踏み切らせた最大の理由といえる。

この1997年版の犬用、猫用の養分基準は、NRCが新たに2006年版を発刊するに至り、まったく無視する訳にはいかず、2016年に新しいAAFCOの犬用、猫用の養分基準が公表された。

この新しい2016年版の栄養基準は、本書の付表1および付表2に収載した。

これらの付表は1997年版と2016年版との変更点も解りやすくなるように同一代謝エネルギー含量下での栄養素の含有量の比較を右端の欄に載せておいた。その主な変更点を列記すると次のとおりである。

（1）2016年版基準に新たに採用された栄養素

● n-3系列の脂肪酸である α-リノレン酸、エイコサペンタエン酸（EPA)+ドコサヘキサエン酸（DHA）という2つの項目が採用された。
● 犬用でアミノ酸のメチオニンとフェニルアラニンとが採用された。これまでは、メチオニンはシスチンと、フェニルアラニンはチロシンとの合計で示されていた。

（2）個々の栄養素ごとの栄養基準に変更が加えられた栄養素

- 犬では粗タンパク質と粗脂肪がわずかではあるが削減されていた（猫用では変更はなし）。
- アミノ酸では犬のトリプトファン、猫のメチオニン＋シスチンで削減がされていた。
- その他のミネラル類、ビタミン類などでは、全般的に基準の見直しが行われており、減量される栄養度が多くあったが、逆に増量される栄養素も少なからず見られた。

用語解説　プロトコール：原義は議定書、誓約書。ここでは実験の実施計画書。
精製飼料：炭水化物としてコーンスターチやグルコース、タンパク質源としてカゼインやアミノ酸混合物、脂肪源として大豆油など、精製された栄養源だけを原材料としてつくられた飼料や食事。

Point　困難なうえ：トウモロコシでさえDM当たりの粗タンパク質含量は10％近いので、製造は困難といえる。
低タンパク食を好まない：犬は全エネルギーの20〜30％がタンパク質由来の食事を最も好むとされる。

復習

① AAFCOの役割。
② FDAの役割。
③ ペットフードの栄養適正表示について。
④ AAFCOによる養分基準開発の経緯。

問題 11

以下の項目について、AAFCOの権限・業務であるものにはA、FDAの権限・業務であるものにはB、どちらでもないものにはCの記号をつけなさい。

① 表示内容に関して、連邦レベルの問題ならびにすべての動物飼料に共通する事項を規制。

② ペットフードの表示内容に関して、州レベルの問題ならびにペットフードに特有の事項を規制。

③ 動物の福祉および環境保全の観点に基づく動物実験施設の査察。

④ 製品や原料中のアフラトキシン、重金属、残留農薬などの許容水準を設定。

⑤ 栄養適正表示の裏付けとなる養分基準の作成。

（解答はP.174）

③ 2006年版NRC飼養標準

学習目標

① 2006年版NRCの特徴について学習する。

② 2006年版NRCでも成犬の維持期のタンパク質要求量は低いままであることについて学習する。

1 2006年版NRCの特徴

1980年代の犬用および猫用飼養標準以来、約20年間もの沈黙の末、NRCは2006年にようやく新版の飼養標準『犬と猫の養分要求量』を刊行した。

NRC（2006年版）の最大の特徴は犬と猫とを合わせて1冊にまとめたことであるが、ほかにも次のような特徴がある。

❶ 総頁数が400ページと大幅に増加した分、解説記事が充実した。

❷ 要求量を示した栄養素の種類は1980年代のNRC（付表3、4）と大差がないが、必須脂肪酸としてn-6系列のリノール酸、アラキドン酸に加え、n-3系列のα-リノレン酸とEPA＋DHAの合計量が付け加えられた。

❸ 養分要求量は、最小要求量（minimum requirement；MR）、適正摂取量（adequate intake；AI）、および推奨許容量（recommended allowance；RA）の3通りの方法で示された。

MRとは、ある栄養素の生物学的利用効率が最大である場合の要求量で、当然、その要求量は最小になる。AIは、MRではないものの、一定水準の正常な生理状態を維持するに足る養分量である。RAとは、MRに必要十分な安全率を見込んだ養分要求量である。

❹ ある種のアミノ酸やミネラル、ビタミンAなどには安全上限（safe upper limit；SUL）が記載された。SULとは「それ以上の給与は有害」の意味である。

❺ 養分要求量は、犬・猫ともME含量4kcal/g DMの食事を基準として示された。

❻ 養分要求量は、犬・猫ともライフステージを成長期、維持期、妊娠末期＋泌乳最盛期の3期について示された。

❼ ME要求量の推定は、猫でも同じく$W^{0.67}$のアロメトリー式（P.54参照）に変わり、維持期のDER（kcal ME／日）は犬で（95〜200）$\times W^{0.75}$、平均して$130 \times W^{0.75}$であり、痩せた猫では$100 \times W^{0.67}$、太った猫では$130 \times W^{0.4}$とされた（Wは体重：kg）。

しかし維持期以外のライフステージにおけるDERは非常に複雑な式で示された。たとえば、成長期の子犬では $DER = 130Wa^{0.75} \times 3.2[e^{(-0.87p)} - 0.1]$ という具合である。

用語解説 **安全率**：養分要求量は、生データのままでは個体によって不足することがあるため、安全率として10〜15％多めに見積もる。安全率を加えた値を許容量（allowance）という。通常、飼養標準にはMRが示され、どの程度の安全率を見込むかはユーザーの判断に任されるが、NRC（2006）にはAAFCOの養分基準と同様、安全率を見込んだRA値も示された。

2006年版NRCの特徴はほかにもあるが、表の多さもその一つといえる。すなわち、養分要求量を示すのに犬・猫とも大型の表を3つずつ、計6表を要しており、それ以外にME要求量の算出法を示すためだけに小型の表を計7つ使っている。したがって本書では、2006年版NRCの養分要求量を**付表1〜4**のように簡潔に示すことはできなかった。

② 2006年版NRCとAAFCOによるタンパク質要求量の比較

1980年代のNRC飼養標準は、特に犬のタンパク質要求量が実用上低すぎたため、1990年代初期にAAFCOの養分基準が作られたことはすでに述べた。そのような事情から、2006年版NRCの示す犬のタンパク質要求量が特に注目された。

NRC（2006）の示す推奨補正タンパク質（RA）量と、AAFCOの養分基準が示すタンパク質含量（**付表1、2**）とを比較すると（両者の数値は共に安全率を含む）、AAFCOが示すタンパク質含量は、犬の成長期はNRC推奨RA量の

1.0〜1.3倍、繁殖期も1.1倍であったが、維持期だけはAAFCOのタンパク質基準がNRC推奨RA量の1.8倍にもなった。

犬の維持期だけAAFCOのタンパク質基準がNRC推奨RA量の2倍近くに増加した原因は、AAFCOの維持期タンパク質基準18％DMに対して、2006年版NRCによる維持期RA要求量が10％DM、MR要求量に至っては8％DMもの低さであったためである。

結局、犬の維持期に関して、NRC（2006）のタンパク質要求量が低すぎるか、またはAAFCOの基準量が高すぎるかのどちらかである。AAFCOをはじめとして、従来は多くが前者の立場をとってきた。しかし、NRC（2006）でタンパク質要求量が特に低いのは、犬の維持期に限られる。

今後、少なくとも犬の維持期に関しては、AAFCOのタンパク質基準が意図的に高くされている可能性を考慮する必要がある。あまりに低すぎる基準は無意味という判断が加わっていたかもしれない。

第3章 ペットフード

復習

① 2006年版NRC飼養標準の特徴について。

② 2006年版NRCによる成犬の維持タンパク質要求量について。

3 2006年版NRC飼養標準

問題 12

2006年版NRC飼養標準について正しい記述はどれか。

① ある栄養素の生物学的利用効率が最大である場合の要求量を適正摂取量（AI）としている。

② 犬・猫とも、食事の基準ME含量は4kcal ME/g DMに設定されている。

③ 要求量を示した栄養素の種類は、1980年代のNRCと同じである。

④ ME要求量の算出法は、犬と猫とで同じである。

⑤ NRC（2006）が示す維持期の犬のタンパク質要求量は、AAFCO（2007）の養分基準より多い。

(解答はP.174)

4 ペットフードの品質・安全性保証――日本

学習目標
① わが国の関係機関・団体とその役割について学習する。
② 「ペットフードの表示に関する公正競争規約」について学習する。
③ 総合栄養食と栄養適正表示について学習する。
④ 添加物の自主規制について理解する。

1 関係機関・団体

わが国では、ペットフードは公的には飼料でもなく食品でもないという扱いを受けている。家畜の飼料には「飼料の安全性の確保及び品質の改善に関する法律」（略して「飼料安全法」）、人間の食物には「食品衛生法」や「栄養改善法」が適用されるが、ペットフードはこれらの法律の**対象外である**。

したがって、わが国におけるペットフードの安全性確保や品質保証は、2008年6月までは、もっぱら業界の自主規制に頼っていた。

しかし、2007年春、米国で中国産の**メラミン**汚染原材料による大規模な犬・猫中毒事件が発生し、汚染フードの一部が日本にも上陸した。それを契機に、わが国でもペットフードの品質・安全性の確保を法制化する動きが出始め、2008年6月には「愛玩動物用飼料の安全性の確保に関する法律（略称；ペットフード安全法）」が成立し、1年後の2009年6月に施行された。

これによってペットフードの安全性は行政の主導のもとで確保される体制ができあがった。なお、本法律の対象となった動物は、現在までのところ犬と猫に限定されている。

1）ペットフード協会

1969年に日本ドッグフード協会が設立され、1975年に日本ペットフード工業会に改称し、さらに1983年にはペットフード協会に、そして2009年には一般社団法人ペットフード協会（以下、協会）に改組した。これが現在の協会の前身である。協会のメンバーは、2018年現在で正会員56社、賛助会員25社である。正会員は国内外に製造工場をもつメーカーや輸入販売業者で、賛助会員は器具、原料、包装などの供給業者で協会の主旨に賛同した企業や団体である。

2）ペットフード公正取引協議会

1974年、公正取引委員会の承認のもと、工業会とは別にドッグフード公正取引協議会が設立

Point 対象外である：ペットが人間でないことはいうまでもないが、飼料安全法の対象となる家畜（など）についても政令により、牛、豚、鶏、うずら、蜜蜂、養殖魚（ぶり、真鯛、銀鮭、鯉、うなぎ、虹ます、鮎）と定められているため、犬や猫には適用されない。

用語解説 メラミン：尿素の熱分解により生じる高窒素化合物。食器などに使われるプラスチック（メラミン樹脂）の原料になるが、アジアの一部では肥料として使われる。

表3-3 ペットフードの表示に関する公正競争規約が定める「必要な表示事項」

①	ドッグフードまたはキャットフードである旨
②	ペットフードの目的 （総合栄養食、間食、療法食、その他の目的食の別）
③	内容量
④	給与方法
⑤	賞味期限又は製造年月
⑥	成分
⑦	原材料名
⑧	原産国名
⑨	事業者の氏名又は名称及び住所

され、のちにキャットフードも含めて、ペットフード公正取引協議会となった。2019年7月現在の正会員数は65社、準会員は2団体で、国内に流通するペットフードの90％以上は本会会員の手によるものである。公正取引協議会は、公正な競争の確保と消費者保護のため、公正取引委員会の承認の下で自主的に「ペットフードの表示に関する公正競争規約」を制定している。この規約は、その運用のための「施行規則」と共に、必要な表示事項とその表示基準、および不当表示の禁止などについて具体的に定めている。

すなわち、わが国で販売されるペットフードの容器または包装には、表3-3に掲げるすべての事項を日本語で明瞭に表示しなければならない。

3）獣医療法食評価センター

設立間もない団体（2014年設立）であるが、関連する団体の支援・連携のもと、非営利の第三者組織としての活動を通じ、療法食の適正品質及び適正使用を推進し、家庭動物診療における犬猫の健康管理に寄与することを目的に活動している。主な活動は、療法食基準の整備、療法食の評価と普及、食事療法指導の支援、飼育者に対する教育啓発である。

この活動の結果としてまとめられた資料を付表6、7に示した。**付表6**は、療法食に求められる重要事項を定めた「療法食基準」であり、**付表7**は栄養特性に関する基準が定められた「療法食リスト」である。

❷ 主要表示事項ほか

1）ペットフードの目的

表3-3中の②にあるように、ペットフードの目的は総合栄養食、間食、療法食、その他の目的食のいずれかでなければならない。

「総合栄養食」とは、当該フードと水だけで指定されたライフステージにおける健康を十分維持できる、栄養学的にバランスのとれた製品である。

「間食」とは当該フードと水だけで健康を維持できず、別の食事で栄養を補完する必要のある製品、たとえばおやつやスナックの類である。

「療法食」とは、獣医師が犬、猫の疾病治療を行う際に、栄養学的サポートが必要なことがある。治療の内容に合わせてフード中の栄養成分を調整し治療を補助するフードで、一般に犬、猫の主食及び間食として認識されるものをいう。

国産の療法食は最近種類が増えてきているが、米国では多種多様である（**表3-4**）。栄養過剰性の肥満や食事アレルギーなどに対して直接の治療効果が期待される療法食（therapeutic diet）と、内科的または外科的治療と並行して症状の進行を緩和し、回復を早める目的で給与される処方食（prescription diet）とに分けられる。

「その他の目的食」とは、一般食を補完するための栄養補完食のことで、総合栄養食でない缶詰やレトルトフード、ペット用サプリメント、ふりかけ、飲料など、食欲増進や特定の栄養成分などを補給するものである。

表3-4 米国において動物用療法食が適用される徴候や症状

●食物アレルギー（食物不耐性）	●貧血	●循環器障害
●食欲不振	●腹水症／水腫	●大腸炎
●便秘	●下痢	●歯垢（しこう）、歯石（しせき）
●糖尿病	●手術からの回復	●膵外分泌不全症
●猫の脂肪肝	●猫の下部尿路疾患	●胃腸炎
●歯肉炎	●心機能不全	●肝障害
●高脂血症	●代謝過剰状態	●高血圧症
●肥満	●口の異臭	●膵炎
●尿石症	●腎不全	

Hand et al（2000）, Small Animal Clinical Nutrition, 4th ed, p.121, Walsworth Publishing Co., Missouri. より引用

（1）補助栄養食品（サプリメント）

1994年10月、米国議会において「食品サプリメントおよび健康教育法（DSHEA）」が成立し、薬剤でも食品添加物でもない補助栄養食品、いわゆるサプリメントという新たなカテゴリーが生まれた。

これにはビタミン、ミネラル、アミノ酸のような栄養素、またはそれに準ずるもののほか、ハーブ系生薬や組織抽出物、種々の酵素類などが含まれる。

DSHEA法の目的は、ある種の原材料を薬剤や食品添加物としての厳しい規制ではなく、ゆるやかな規制ですませることによってコストを低く抑えることにあった。

しかしDSHEA法は食品が対象で、ペットには適用されない。ペットには認可された薬剤、添加物、またはGRASがあれば十分で、サプリメントは必要ないというのがFDA／CVM（P.76参照）の公式の見解である。

わが国でヒトの健康食品の市場規模は1兆円を超え、ペット用サプリメント市場も小さいながら形成されてきた。いずれもヒト用サプリメントと同じ種類の素材が同じ用途でペット用に製品化されており、

①癌予防効果
②腸内環境の改善
③皮膚・皮毛の改善
④肥満抑制
⑤ストレス緩和
⑥関節の状態改善
⑦抗不安作用
⑧抗酸化効果

などに大別されるが、現時点ではペットに対する有効性が証明されたものは少ない。

また、療法食と同様、補助栄養食品はあくまで食品であって薬剤ではない。

2）日本式栄養適正表示

「総合栄養食」という表現は**日本式の栄養適正表示**である。その表示の根拠として、かつては犬の1974年版、猫の1978年版 NRC飼養標準

用語解説
分けられる：わが国では療法食と処方食を区別せずに「療法食」の呼称だけが許されている。
GRAS：Generally Recognized As Safe。
明確な証拠はないが、多くの専門家が一致して安全とみなしている物質。
日本式の栄養適正表示：米国流の「完全でバランスのとれた栄養（complete and balanced nutrition）」（P.77〜78参照）という語句は、わが国では客観的根拠に基づかない誇大表示とみなされる。それを避けるために考案されたのが「総合栄養食」という表示である。

表3-5　原材料の分類名

●穀　類	●デンプン類	●糟糠類	●糖　類	●油脂類
●種実類	●豆　類	●魚介類	●肉　類	●卵　類
●乳　類	●野菜類	●植物タンパクエキス	●果実類	●きのこ類
●藻　類	●ビタミン類	●ミネラル類	●アミノ酸類	●その他

（付表3、4）に基づく独自の基準（わが国では「栄養基準」という）が用いられていたが、2000年12月の規約改訂以後、AAFCOの1997年版養分基準が栄養基準として採用された。その内容は**付表1、2**に示す1997年版AAFCO養分基準のことである。その後AAFCOでは、2016年にそれまでの1997年版の改訂を行った。

また、ペットフードの最終製品が栄養基準を満たしていなくとも、動物実験によって適正さが確認されれば総合栄養食の表示が可能である。その給与試験のプロトコールも、1997年版AAFCOのプロトコールに準じている。

この給与試験によって栄養学的適正さを確認した場合、総合栄養食の表示に併せて「この商品は、ペットフード公正取引協議会の定める給与試験の結果、総合栄養食であることが証明されています」との主旨を表示することになっている。一方、最終製品の成分分析によって栄養基準を満たすことを確認した場合、「この商品は、ペットフード公正取引協議会の定める分析試験の結果、総合栄養食の基準を満たすことが証明されています」との主旨を表示する。

3）成分含量およびエネルギー含量の表示

表3-3の⑥で表示が義務づけられている成分とは、一般成分（6成分）中の水分、粗タンパク質、粗脂肪、粗繊維、粗灰分の5種類である（**図2-4参照**）。これらは重量百分率で表され、成分によってその値以上か、または以下であることが保証されるので、それらの成分を保証成分、保証される成分含量を**保証値**ともいう。

代謝エネルギー（ME）含量の表示は義務ではないが、特に総合栄養食にあっては表示するのが望ましいとされ、多くのペットフードの包装には、メーカーの自主判断によりME含量が通常100g当たりのkcalで示されている。

このME含量は、通常は実測値ではなく、計算法（P.49参照）により求めた値である。

4）原材料名および原産国名の表示

すべての原材料を使用量の多い順に、穀類・肉類などの分類名（**表3-5**）、またはトウモロコシ・ビーフ・まぐろなどの個別名、またはその双方で表示しなければならない。その際、「まぐろ」、「ビーフ」、「チキン」などを商品名とする場合は、当該原材料を全体の5％以上使用していなければならない。

表3-5の分類や個別名は、米国ではなく欧州の分類に従っている。というのは、AAFCOが指示する分類法や個別名よりも、**欧州ペットフード機構**が採用している分類法（FEDIAF法）のほうが日本人には馴染みが深いためである。

いわゆる添加物は、ビタミン類、ミネラル類、

Point　保証値：保証値と実際の成分含量は異なる。最小量が保証されている場合、実際の成分量は保証値以上で、逆に最大量が保証されている場合、実際の成分量は保証値以下である。

用語解説　欧州ペットフード機構：略してFEDIAF（フェディアフ）。欧州各国のペットフード工業会の連合体。組織としてはPFI（米国）に近いが、業務の内容はAAFCOに似ている。

アミノ酸類のほか、その他に大別される保存料、着香料、色素類、抗酸化剤、酸味料、防黴剤、保湿剤などがある（**表3-6**）。

その使用に関しては特別の規定はない。しかし業界の自主規制により、通常は食品添加物または飼料添加物として公的に認可されたものが使用されている。

輸入されたペットフードは原産国名を表示しなければならない。原産国とは、製造工程中で最終の加工工程が行われた国を指す。ただし、充填や詰め合わせ、包装などは加工工程に含まれない。国産品については原産国名を省略し、事業所・製造所の所在地や、単に「国産」と表示することもできる。

表3-6　ペットフードによく使用される添加物

全タイプ	ビタミン類、ミネラル類、アミノ酸類
ドライタイプ	抗酸化剤、色素、着香料、乳化剤
ドライキャットフード	酸味料
セミモイスト・ソフトドライ	保存料、防黴剤、保湿剤、酸味料
魚肉利用缶詰	抗酸化剤
畜肉利用缶詰	抗酸化剤、発色剤、着香料

復習

① ペットフード公正取引協議会の栄養基準について。

② 総合栄養食と栄養適正表示について。

③ 成分保証値について。

④ 原材料名の表示について。

問題 13

ペットフードの保証成分含量の表示として正しいのはどれか。

① 水分：XX％以上

② 粗タンパク質：XX％以下

③ 粗脂肪：XX％以下

④ 粗繊維：XX％以下

⑤ 粗灰分：XX％以上

（解答はP.175）

第4章

犬と猫の違い

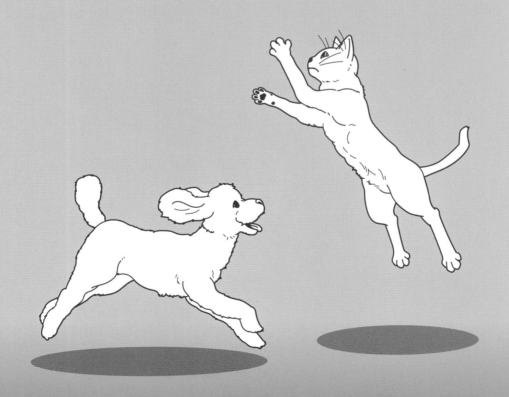

1 食性など

学習目標
① 犬と猫の食性について学習する。
② 犬と猫の歯式・消化管構造について学習する。
③ 犬と猫の採食パターンの違いを理解する。

1 進化

　犬と猫は、共に食肉目（Carnivora）の裂脚亜目に属する（図4-1）。今から6,500万年前に小型の食虫性哺乳動物が食肉目と肉歯目とに分かれ、やがて肉歯目（オキシエナ、ヒエノドン等）は絶滅した。

　一方、食肉目の一部は4,000万年前に海に入って現在の鰭脚亜目となった（オットセイ、アシカ、アザラシ、トドなど）。これらは水中生活に適応して脚が鰭に変わっている。

　陸上生活を選んだグループが裂脚亜目で、これはイヌ上科とネコ上科に大別される。絶滅種であるミアキス上科を含めれば3上科になる。

　しかし近年、分子系統学の進歩により鰭脚類の起源はクマと近縁の動物であったことが判明し、図4-1の進化系統図は修正を迫られた。

　たとえば、ネコ目（食肉目）をイヌ亜目とネコ亜目とに分け、イヌ亜目の下位にクマ科やイヌ科と同列で鰭脚科を設ける案が浮上している（図4-2）。

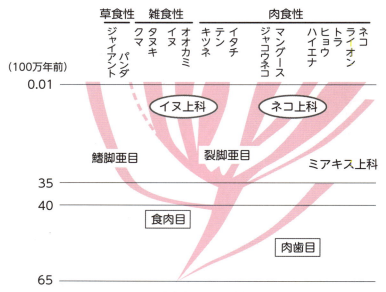

図4-1　食肉目の進化系統図

Burger and Rivers (1989), Nutrition of the Dog and Cat, p.36, Cambridge Univ. Press, Cambridge. より一部改変

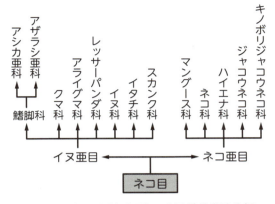

図4-2 ネコ目（食肉目）の分子系統学的分類

最新の分類ではイヌ科には6属があり、イエイヌはタイリクオオカミ、セグロジャッカル、コヨーテと共にイヌ科イヌ属（Canis）に分類される。一方、猫は4属からなり、イエネコはネコ科ネコ属（Feris）に分類される。

同属は11種からなり、イエネコの近似種としてベンガルヤマネコ、オセロット、ピューマがある。このような動物種の違いに加え、犬と猫では家畜化の歴史が異なる。

その結果、同じ祖先から進化した両者の間には相違点が目立つようになり、猫が厳格な肉食動物であり続けている一方で、犬は「解剖学的には肉食動物、代謝上は雑食動物」といわれている。

2 家畜化

犬には古くから改良の手が加わって狩猟用、愛玩用、競技用などの目的別に多くの品種がつくられた。全世界では500を超える品種（breed）があり、100kg近い超大型のセントバーナードから成犬でも1kg前後のチワワまで、体格や体型も多様である。しかし、犬は改良のために近親交配が繰り返された結果、品種によっては養分の吸収や代謝に遺伝的な欠陥をもつものがある。ジャイアント・シュナウザーのビタミンB_{12}吸収不良、ドーベルマン、コッカー・スパニエル、ある種テリアの銅蓄積病（銅関連肝障害）、ブル・テリアの重症皮膚炎、シベリアン・ハスキー、アラスカン・マラミュートの亜鉛吸収不良、ダルメシアンのプリン代謝異常などである。

一方、猫はペットとしての歴史が浅く、人間の手による選択的交配があまりなされてこなかったため、品種数は50弱と少なく、体型や体格にも犬ほどの差はない。代謝上の遺伝的欠陥も、高脂血症を生じやすい系統（family）が知られている程度である。古くから伝わるペルシャネコやシャムネコも人工的品種ではなく、それぞれ長毛および短毛を特徴とする2亜種のリビヤヤマネコの直系子孫らしい。

3 食性

イヌ上科の動物はキツネ、イタチ、テンなどの肉食動物からジャイアントパンダのような草食動物まで食性が多様に変化しており、犬は直接の祖先であるオオカミや、クマ、タヌキなどと共に雑食動物である。犬が家畜化されたのは15,000年前の東アジアとされ、ヒトとの長い共同生活のうちに本来の雑食性がさらに進んだ。

一方、ネコ上科の動物の多くが厳格な肉食動物であり続けており、猫も同様である。猫は4,000～7,000年前のエジプトで家畜化されたが、近世に至るまで穀類を食い荒らし、伝染病を媒介するネズミを捕ることだけが期待されたため、家畜化されても雑食化しなかった。

雑食化した犬は、肉食動物であり続けた猫よりも代謝が多様化し、栄養学的に幅広い適応能力を身につけた結果、両者の栄養には明らかな差異が生じた。食性の違いは歯式や消化管構造にも反映されている。

 案が浮上：案にとどまる理由の一つは、ジャイアントパンダの分類が未定のためである（クマ科案、アライグマ科案、レッサーパンダと同様の1科1属1種案の3つが争っている）。

1　食性など

表4-1　豚、犬、猫、ヒトの歯式（永久歯）

動物	切歯 （I）	犬歯 （C）	前臼歯 （P）	後臼歯 （M）		総数 ＊1
豚 ＊2、3	3	1	4	3	（上顎）	＝ 44
	3	1	4	3	（下顎）	
犬 ＊3、4	3	1	4	2	（上顎）	＝ 42
	3	1	4	3	（下顎）	
猫 ＊3	3	1	3	1	（上顎）	＝ 30
	3	1	2	1	（下顎）	
ヒト ＊4	2	1	2	3	（上顎）	＝ 32
	2	1	2	3	（下顎）	

＊1　上顎、下顎とも右半分を示すので、歯の総数は2倍になる。
＊2　哺乳動物では、雑食動物である豚の歯式が基本とされる。
＊3　山本勝一（1993）、法医歯科学、第6版、p.128、医歯薬出版、東京．より一部引用
＊4　山田常雄ら編集（1996）、岩波生物学辞典、p.563、岩波書店、東京．より一部引用

1）歯式

　永久歯に関しては、犬は猫より臼歯が合計12本（前臼歯6本、後臼歯6本）も多い（**表4-1**）。食物をすり潰すのが役目の臼歯の増加は雑食化を反映している。

　犬の乳歯は、永久歯よりも臼歯が計14本も少なく（乳歯数計28本）、生後5～7ヵ月で永久歯に生え変わる。一方、猫の乳歯は永久歯よりも臼歯が計4本少なく（乳歯総数26本）、生後4～5ヵ月で永久歯に生え変わる。

2）消化管

　犬と猫における腸管長：体長比は、それぞれ6：1および4：1で、体長が同じ場合、犬の腸管は猫より1.5倍長い（**表4-2**）。

　また、犬・猫とも大腸は著しく未発達であるが、猫の盲腸が短い虫垂状であるのに対し、犬のそれは勾玉状で（**図4-3**）、内容積も猫より大きい。これらのことも、猫より犬のほうが植物食の摂取が多いことに対応している。

④　捕食行動

　犬の祖先であるオオカミは群捕食者（group hunter）であるが、猫は単独捕食者（solitary hunter）である。オオカミは群捕食者として自分より大きな獲物を狩るが、群全体の飢えを満たすほどの大型動物は容易に捕まえられない。

　そのため、1回の食事から次回までに長い間隔が空く間欠採食者（intermittent eater）で、犬も同様である。一方、単独捕食者の猫は自分

表4-2　羊、豚、犬、猫の消化管容積比、および腸管：体長比

動物	容積比（％）			腸管：体長
	胃	小腸	大腸	
羊	66.9 ＊1	20.4	12.7	25～30：1
豚	29.2	33.5	37.3	25：1
犬	62.3	23.3	14.4	6：1
猫	69.5	14.6	15.9	4：1

＊1　第1胃（ルーメン）が80％、第4胃が10％を占める。
亀高正夫ら（1994）、改訂版基礎家畜飼養学、p.60、養賢堂、東京．より引用

92

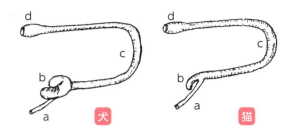

a：回腸、b：盲腸、c：結腸、d：直腸

図4-3 犬および猫の大腸
阿部又信（1999）、イヌ・ネコの基礎栄養学
(2)食性、嗜好、食餌の摂取量など、ペット
栄養学会誌、2：70～77. より引用

よりはるかに小さな獲物しか捕まえられないため、1日に何回も狩りをする必要がある。

したがって、猫は少量頻回採食者（nibble eater）で、同時に新鮮肉食者（flesh eater）でもある。オオカミは、もし獲物が余れば地中に埋めておいて後で掘り出して食べるという点では一種の腐肉食者（carrion eater）であり、余った食べ物を地中に埋める習性は犬にも引き継がれているが、家畜化された犬が一度埋めたものを掘り出して食べることは滅多にない。

5 採食パターン

犬には、一般に夜間における採食の習慣がない。つまり、犬には1日1回とか2回の採食パターンが自然といえる。1回に食べる量も猫より多い。一方、猫には明確な採食パターンがなく、昼夜を問わず少しずつ何回も食べる習性がある（図4-4）。実際、猫に**不断給与**すると1日13～16回に分けて食べ、1回当たり摂取した代謝エネルギー（ME）は平均23kcalであった。マウス1匹のME含量は約30kcalである。

多くの動物には昼と夜（明と暗）または睡眠と覚醒のサイクルに基づく日周変動（サーカディアンリズム）があるが、猫はこのリズムが不明確で、体深部温にもサーカディアンリズムが認められない。

猫の行動は日中よりも夜間のほうが活発に見えるが、採食量に関しては昼間のほうがむしろ多い（図4-4）。したがって、猫は夜行性とも昼行性とも断定しがたい動物である。

もっとも、すべての動物において、食べ物の入手が困難になればなるほど食事の回数が減り、1回の採食量は増える傾向がある。逆に、食べ物が豊富な場合、少量ずつ高頻度で摂取する傾向がある。

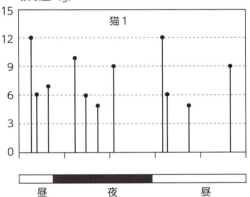

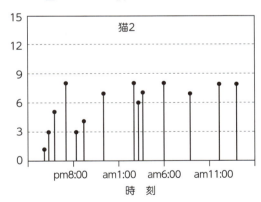

図4-4 猫の摂食行動
Thorne et al (1992), The Waltham Book of Dog and Cat Behaviour, p.125, Pergamon Press, Inc.より引用

用語解説　不断給与：食器が空にならないよう、食事を絶えず補給してやる給餌法。これにより、いつでも好きなだけ食べられる（自由摂取）。反対語は「制限給餌」または「定量給餌」。

1　食性など

復　習	① 犬は雑食動物、猫は肉食動物。
	② 犬は群捕食者（group hunter）、猫は単独捕食者（solitary hunter）。
	③ 犬は間欠採食者（intermittent eater）、猫は少量頻回採食者（nibble eater）。

問 題 14

次の記述の中から誤った組合せを一つ選びなさい。

① 犬は昼行性、猫は夜行性。

② 犬は雑食性、猫は肉食性。

③ 犬は群捕食者、猫は単独捕食者。

④ 犬は腐肉食者、猫は新鮮肉食者。

⑤ 犬は間欠採食者、猫は少量頻回採食者。

（解答はP.175）

2 嗜好と嗜好性

学習目標
① 犬・猫の嗜好と食事の嗜好性について学習する。
② 味と匂いの重要性について学習する。
③ テクスチャーについて理解する。
④ 嗜好の定着について学習する。

　ある食べ物をおいしいと感じるかどうかは動物によって異なるはずである。ある動物にとっての食べ物のおいしさを嗜好性（palatability；acceptability）という。嗜好性は食事側の要因であるが、動物側の食べ物に対する好み（嗜好）の問題でもある。動物の嗜好（food preference）を決定する最大の要因は味と匂いである。

1 嗜好性に影響する要因

1）味

(1) 苦味
　哺乳動物は一般に甘味を好み苦味を嫌うが、犬も猫も苦味を忌避する。苦いものを動物は毒物と認識するという説もある。ある実験で、キニン溶液の苦味に対する拒否反応は兎・ハムスター＜犬＜猫の順に大となった。猫は核酸塩基の**アデニン**や、屠殺後の肉に蓄積して鮮度の指標となる**ヌクレオチド**を拒否する。これは、猫が腐肉を嫌う理由の一つと考えられている。

(2) 甘味
　犬が甘味を好むのに対し、肉食動物である猫は糖の味である甘味を感受しない。犬の舌にはショ糖に反応する味蕾が多数あるが、猫ではその数がきわめて少ない。ステビアのような人工甘味料に対しても同様であるが、サッカリンは甘味に加えて苦味もあるため、犬も猫も拒否反応を示す。

(3) 酸味
　酸味を感受する味蕾は犬・猫に共通して認められ、リン酸や-COOH基をもつ有機酸（カルボン酸）に対して反応する。犬は一般に酸味を好むが、猫は中鎖カルボン酸に対しては拒絶反応が強い。

(4) 塩味
　犬も猫も食味を感受する味蕾が欠如している。植物にはカリウムが多いが、ナトリウムは少なく、したがって草食動物は適度の塩味を好む（P.40参照）。肉には適量の塩分が含まれており、それ以上摂取する必要がないためと考えられる。

用語解説　アデニン：核酸（DNA、RNA）を構成する塩基（Nを含む高分子物質）の一つ。
ヌクレオチド：核酸の最小単位で、（塩基＋五炭糖＋リン酸）からなる。

(5) タンパク質

犬は、タンパク質含量が同じ場合、穀類よりも肉主体の食事を好む。肉の種類では、好きなほうから牛肉、豚肉、羊肉、鶏肉、馬肉の順である。猫は肉より魚を好むと思われがちであるが、必ずしもそうではない。犬やラットは全エネルギーの25〜30％がタンパク質由来の食事を最も好むが、猫は40〜80％もの高タンパク食でも喜んで食べる。ネズミなど小型齧歯類の体成分は、水分を除けば50〜60％がタンパク質である。

しかし猫も無タンパク食を喜んで食べる場合があり、それは代謝性アシドーシスを防ぐためと考えられている。

猫はタンパク質の種類には好みがあり、植物性の大豆タンパク質を拒否しない反面、動物性でもカゼインはあまり好まない。しかしカゼインを加水分解すると大豆タンパク質のそれと同程度に好んで食べることから、猫のタンパク質に対する好みはアミノ酸や短鎖ペプチドに対する好みであると考えられている。

(6) アミノ酸

アミノ酸の種類により犬・猫の好みは異なる。犬も猫もアラニン、プロリン、リジン、ヒスチジン、ロイシンなどの「甘いアミノ酸」を好み、猫ではトリプトファン、イソロイシン、アルギニン、フェニルアラニンなど疎水基をもつ「苦いアミノ酸」はその反応を阻害する。犬ではトリプトファンだけが阻害効果を示す。

2) 匂い

犬の嗜好における嗅覚の役割はヒトに比べてはるかに大きい。犬よりやや劣るが、猫も同様である。犬も猫も目の前に新規な食べ物を置かれると、それを口にする前にさんざん匂いを嗅いでみる。しかしながら、嗜好において味覚以上に嗅覚が重要であることを示す証拠は得られていない（遠方の獲物を発見する場合などは除く）。

匂いの成分の多くは脂溶性で脂肪との関連が深いため、脂肪は食事の嗜好性に強く影響する。猫は牛脂や豚脂など動物性脂肪を好み、ココナッツ油のように中鎖脂肪酸の多い植物油は嫌う。

炭素数8個の脂肪酸（カプリル酸）に対する拒絶反応が特に強いため、ココナッツ油が唾液中の酵素でわずかに加水分解されただけでも拒否する。しかし、犬は特定の脂肪や脂肪酸に対する拒絶反応がない。これは、犬が腐肉食者であることに関係があると考えられる。

加熱処理したペットフードでは、炭水化物の共存下でのタンパク質の加熱臭も犬や猫の嗜好に影響する。

3) テクスチャー

食べ物の歯ざわり・舌ざわり・口当たりを総称してテクスチャー（texture）という。高脂肪食は嗜好性が高く、その傾向は犬よりも猫で著しい。しかし、食事の脂肪含量が50％以上になると猫でも食べなくなる。このことから、テクスチャーの嗜好性に対する影響が大きいことがわかる。食事のテクスチャーが適度であれば脂肪含量自体はあまり重要でなく、脂肪含量が15％と45％とでは嗜好性に有意の差がない。

脂肪含量だけでなく、食事の水分含量もテクスチャーに影響する。猫は、脂肪含量が10％でも粉状の食事は好まないが、脂肪含量が0％でも練り餌にすると食べる。猫は脂肪含量10％程度で水分含量60〜70％程度の食事、要するにネズミの体組成に近いものを特に好む。

用語解説 **代謝性アシドーシス**：代謝の過程で酸性物質が大量に生じ、体液のpH（酸塩基平衡）が酸性側に傾いた状態。
疎水基：水酸基（-OH）のように水との親和性が高い基を親水基、メチル基（-CH$_3$）のようにそれが低い基を疎水基という。

4）温度

猫は小動物を捕まえてその場で食べる新鮮肉食者であるが、犬は腐肉食者である（前節参照）。新鮮肉食者か腐肉食者かは、嗜好に大きく影響し、犬は温かいものでも冷たいものでも喜んで食べるが、猫は冷たいより体温程度の温かいものを好む（図4-5）。食欲不振の猫には食事を温めてやることも一つの対処法で、温めることで揮発性成分が増加し、食欲を刺激する効果が期待できる。

5）その他

犬も猫も草を食べることがある。これにはなんらかの栄養学上の意味があると考えられ、毛球の排泄に役立つともいうが、真の原因は解明されていない。一方、小石や毛のような不消化の非栄養物を食べるのは異嗜（pica）と呼ばれ、リンなどの微量栄養素の不足またはストレスが疑われる。

犬は食糞をすることがある。兎や齧歯類の食糞とは異なり、自己やほかの成犬の糞はあまり食べないが、生後間もない子犬やヒト、猫、草食動物の糞は食べる。親が子犬の糞をなめるのには衛生上の意味があるが、他種動物の糞を食べる理由は不明である。

2 嗜好の定着

猫は食に関しては頑固で、たとえ空腹でも嫌いなものは頑として食べない。犬は、ヒトと同様に猫ほど頑固ではない。一般に、離乳前後に口にした食べ物の味がその後の嗜好を決定づけるといわれており、ヒトの子供も離乳食の種類が少ないと偏食しやすくなる。同様に、猫も離乳中に多様な食べ物を口にすると嗜好の幅が広がる。離乳中の子猫は母親が食べるものは何でも試してみようとするので、野良猫は嗜好の幅が広い。

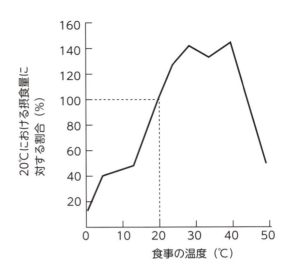

図4-5 食事の温度と猫の嗜好
Thorne et al (1992), The Waltham Book of Dog and Cat Behaviour, p.129, Pergamon Press, Inc.より引用（一部改変）

一方、矛盾するようであるが、猫は食に関して気まぐれで、それまで喜んで食べていたものをある日突然食べなくなることがある。野生時代から猫はネズミだけを食べていたわけではなく、昆虫、ヘビ、トカゲ、カエル、小鳥など、雑多な小動物を狩りしていた名残ともいわれている。他の要因として、安定した環境では慣れた食事よりも新規な食事を好むが、ストレスが多い環境では慣れたものしか食べないという観察結果がある。

また、突然食べなくなるのは一種の学習によるとする説もある。たとえば、たまたま感染症などで胃腸の具合が悪くなったりすると、それを食事と結び付けて記憶し、以後はその食事を食べなくなるという（学習による拒食；learned taste aversion）。

 効果が期待できる：缶詰フードからドライフードに切り替える際、ドライフードを食べない場合は温湯を加えてやるのも一つの方法である。
糞は食べる：今日でも、未開地で犬を清掃目的のために飼っている事例が報告されており、有史以前のヒトと犬の関係の一端を物語っている。

第4章 犬と猫の違い

2 嗜好と嗜好性

<table>
<tr><td rowspan="4">復　習</td><td>①</td><td>食事の味と匂いが嗜好性に及ぼす影響について。</td></tr>
<tr><td>②</td><td>食事のテクスチャーが嗜好性に及ぼす影響について。</td></tr>
<tr><td>③</td><td>食事の温度が嗜好性に及ぼす影響について。</td></tr>
<tr><td>④</td><td>嗜好の定着と学習による拒食について。</td></tr>
</table>

問 題 15

次の中から正しい記述を一つ選びなさい。

① 犬は体温程度の温かい食事を好む。

② いわゆる猫舌のため、猫は冷めた食事を好む。

③ 犬の嗜好に食事のテクスチャーはあまり影響しない。

④ 犬の嗜好には味覚以上に嗅覚が影響する。

⑤ 嗜好性に影響する最大の要因は匂いと味である。

(解答はP.175)

③ 代謝および養分要求量

学習目標

① 犬と猫のエネルギー源について学習する。

② 犬と猫のタンパク質・アミノ酸要求量について学習する。

③ 犬と猫のビタミン・ミネラル要求量について学習する。

1 エネルギー源

1）犬

(1) 脂肪

脂肪はエネルギー源として炭水化物やタンパク質より効率が高いばかりでなく、必須脂肪酸（P.16～17参照）の供給源および脂溶性ビタミンの溶媒としても重要である。

成犬期のドッグフードは乾物（DM）当たり少なくとも5％の脂肪を含まなければならない（付表1、3）。AAFCOは成長期や妊娠・授乳期の最小脂肪含量を8％DMとしている（付表1）。しかし、高脂肪は高エネルギーを意味するため、高脂肪食は肥満の原因になる一方、食事摂取量の減少にも注意する必要がある（第2章参照）。

(2) 炭水化物とタンパク質

雑食動物の犬では、生デンプンは別として、十分にα化（P.9参照）されたデンプンは消化もよい。しかし犬にデンプンが必要かどうかは別問題である。動物は脳細胞や赤血球のエネルギー源としてグルコースが必須であるが（P.11参照）、そのために必要なグルコースはアミノ酸や脂肪中のグリセロール（図1-6）から合成される（糖新生）。

しかし、グルコースは胎子の成長や乳糖の合成にも必要である。犬でグルコースの供給が必要になるのは妊娠期や泌乳期の可能性が高いが、実際に母犬にデンプンが必要かどうかは意見が分かれている。必要としても、犬の乳は乳糖が少ないため（表5-1参照）、泌乳期よりも妊娠末期のほうが可能性は高いと見られている。

ある種の繊維は腸内細菌による発酵を受け、短鎖脂肪酸を生じる（P.10参照）。しかし犬の腸管は短鎖脂肪酸の吸収能が低いため、局所的に腸管細胞のエネルギー源にはなっても、全身的なエネルギー源にはならない。したがって、繊維のエネルギー価値はゼロに等しい。このことを利用して繊維の量を増やした減量用低エネルギー食が市販されている（P.131参照）。

2）猫

(1) 脂肪

肉食動物にとって脂肪はエネルギー源として重要である。また、猫は脂肪に対して強い嗜好をもつことから、1978年版NRCでは食事DM中少なくとも9％の脂肪が必要とされていた（付表4）。1986年版ではその数値が削除されたが、キャットフードの基準ME含量を5.0 kcal/g DM

3 代謝および養分要求量

と高い値に設定することで間接的に脂肪の重要性を示唆している。AAFCO（1997および2016）は、NRC（1978）と同じく脂肪の最小含量を9%DMとみなしている（付表2）。

(2) 炭水化物とタンパク質

　肉食動物は本来、もっぱら脂肪とタンパク質をエネルギー源として利用し、動物体に少ない炭水化物にはほとんど依存しない。猫も同じである。

　犬では脂肪と炭水化物だけをエネルギー源とし、タンパク質の用途はアミノ酸供給目的だけに絞ることが可能であるが、猫ではそれができない。後述するように猫のタンパク質要求量は犬よりかなり高いが（P.101〜102参照）、その最大の理由はタンパク質の一部が常にエネルギー源として使われるためである。さらに、肉食動物である猫は糖の消化や代謝能力が十分でない。猫の膵液中デンプン分解酵素（α-アミラーゼ）の活性は犬の5%程度で、小腸粘膜の二糖類分解酵素（スクラーゼ、ラクターゼ）の活性も犬の40%程度である。さらに、グルコースやフルクトースを解糖系にもち込むための酵素（グルコキナーゼやフルクトキナーゼ；図4-6）が肝臓中に欠けているか、または活性が著しく低い。そのため、単糖類や二糖類の多くは、少なくとも一部は代謝されずに尿中に排泄されてしまう。

　しかし、猫でも十分にα化されたデンプンは消化がよい（P.9参照）。それに、猫の母乳中にはDM当たり約20%の乳糖が含まれているので、成猫でも20%DM程度のデンプンや糖は十分に代謝可能と考えられている。エクストルーダー（図3-1）を用いてドライフードを発泡加工するにはある程度のデンプンが必要で、なによりもデンプンはエネルギー源として安価である。そのため、ドライフードに穀類は欠かせな

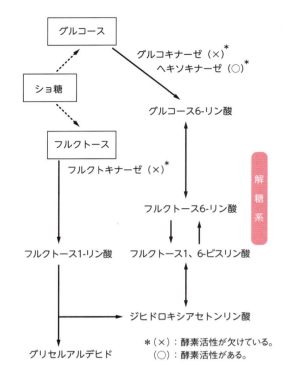

図4-6　猫の肝臓における糖代謝

い原材料となっている。しかし、キャットフードで炭水化物が40%DMを超えると下痢や鼓腸など消化不良の徴候を呈し、高グルコース血症や本態性フルクトース尿症などが生じ得る。

2 必須脂肪酸

　必須脂肪酸にはn-3（またはω3）とn-6（またはω6）の2系列がある（P.13〜17参照）。n-6系列のポリエン脂肪酸に比べると、n-3系列のポリエン脂肪酸は欠乏症が軽微なため、最近まであまり注目されなかった。

　そのため1980年代のNRCや、AAFCOの養分基準にはn-6系列のリノール酸（犬）、またはリノール酸とアラキドン酸（猫）の要求量だけが記載されている。しかし最新のNRC（2006）にはリノール酸とアラキドン酸に加え、n-3系列のα-リノレン酸およびEPAとDHAの合計についても要求量が示されている。

 解糖系：エネルギー生産のため、単糖類をピルビン酸に変えて燃焼炉（TCAサイクル）にくべるための代謝経路。

表4-3　NRC（2006）による必須脂肪酸の
　　　　推奨許容量（犬）

必須脂肪酸	成長期	維持期	妊娠・泌乳期
リノール酸	1.3	1.1	1.3
α-リノレン酸	0.08	0.044	0.08
アラキドン酸	0.03	—	—
EPA＋DHA	0.05	0.011	0.05

単位：％DM

表4-4　NRC（2006）による必須脂肪酸の
　　　　推奨許容量（猫）

必須脂肪酸	成長期	維持期	妊娠・泌乳期
リノール酸	0.55	0.55	0.55
α-リノレン酸	0.02	—	0.02
アラキドン酸	0.02	0.004	0.02
EPA＋DHA	0.01	0.01	0.01

単位：％DM

1）犬

付表1、3に示すように、AAFCO（1997）およびNRC（1985）は、犬におけるリノール酸の必要量を1％DM以上としている。一方、NRC（2006）が示す犬の成長期、維持期、および妊娠末期・泌乳最盛期におけるリノール酸、α-リノレン酸、アラキドン酸、およびEPA＋DHAの推奨許容量（RA）は表4-3の通りである。

なお、RAにはNRCが妥当とみなす安全率（P.80脚注参照）が含まれている。

2）猫

猫の場合、AAFCO（1997）およびNRC（1986）はリノール酸0.5％に加え、アラキドン酸0.02％が必要としている（付表2、4）。猫ではリノール酸だけではアラキドン酸が不足し、皮毛の異常、血小板凝集の低下、母猫では死産の増加などが生じるためである。

一方、NRC（2006）が示す猫の成長期、維持期、および妊娠末期・泌乳最盛期におけるリノール酸、α-リノレン酸、アラキドン酸、およびEPA＋DHAの推奨許容量（RA）は表4-4の通りである。

❸ タンパク質・アミノ酸

タンパク質にはエネルギー源となる以外に、体タンパク質や生理活性物質の合成に必要なアミノ酸の供給という役割がある（P.3〜4参照）。

一般に、動物のエネルギー要求が炭水化物や脂肪だけで満足されれば、タンパク質・アミノ

酸の要求量は最小になる。

1）タンパク質要求量の相違とその原因

猫は犬よりもタンパク質要求量が多い。

猫は、吸収アミノ酸の分解と糖新生（P.11、99参照）に関係する肝臓内酵素の活性が常に高い。ラットや雑食化した犬は、低タンパク食摂取時には貴重なアミノ酸が無駄に分解されないよう、それらの酵素の活性を抑制できる。

しかし肉食動物であり続けた猫は、そのような適応能力を身につけなかった。その結果、猫ではタンパク質摂取量と関係なくアミノ酸がエネルギー源ならびに糖新生源として消費される。このことは、猫では吸収アミノ酸の利用効率が常に低いことを意味し、表4-5に示すN利用効率のデータはそれを裏づけている。

用語
解説　糖新生：解糖系の逆反応（オキザロ酢酸→ピルビン酸→グルコース）によりグルコースを生合成する代謝経路。

表4-5　食事から摂取した窒素（N）の利用効率

食事のタンパク質含量（％ME）＊1	子猫	子犬	ラット
9.6	34%	—	—
10.0	—	62%	72%
14.4	47%	—	—
15.0	—	66%	71%
17.6	47%	—	—
20.0	—	59%	63%

＊1　％MEについては本文参照。
Burger and Rivers（1989）, Nutrition of the Dog and Cat, p.176, Cambridge University Press, Cambridge. より引用

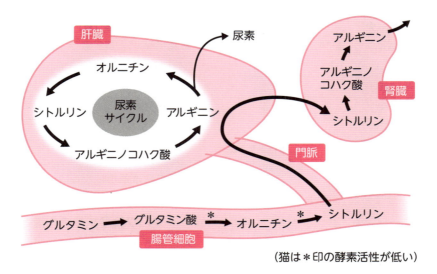

図4-7　腎臓におけるアルギニン合成

要するに、猫ではアミノ酸が不可避的に糖新生やエネルギー源として利用されるため、タンパク質要求量が高いのである。

2）猫の特異なアミノ酸代謝

(1) アルギニン

猫で最も不足しやすい必須アミノ酸はアルギニン（図1-15）である。

犬でもアルギニンは必須アミノ酸であるが、食事から摂取しなければならない量は猫のほうが約2倍多い（付表1、2）。

アルギニンは、肝臓にある尿素サイクル（図4-7）の重要な構成員で、アルギニンが不足すると尿素サイクルが不活発になる。その結果、高アンモニア血症が生じ、嘔吐や痙攣など**アンモニア中毒**の症状を呈する。

アルギニンは、肝臓ではアルギニン分解酵素の活性が著しく高いため速やかに分解され、その結果アルギニンから尿素が生じる。一方、アルギニンは腎臓でも合成され（図4-7）、ここで生じたアルギニンは、アルギナーゼ活性が低いため、血液を介して他の組織に供給される。

腎臓でのアルギニン合成の基となるシトルリンは、腸管細胞内でグルタミンやグルタミン酸から合成される。ところが、猫は腸管でのシトルリン合成能が著しく低い。そのため、アルギニンの供給はもっぱら食事に依存し、したがってアルギニンが必須アミノ酸になる。

(2) トリプトファン

トリプトファンは、五員環と六員環を併せた複雑な炭素骨格をもつ（図1-16）。

そのため、分解過程で種々の生理活性物質が生じる（図4-8）。すなわち、脳内で酸化されるとセロトニン、メラトニンが生じる。セロトニンは、中枢神経系の神経伝達物質として、最近はヒトの「うつ病」との関係が注目されている。

メラトニンは松果体ホルモンともいわれ、サーカディアンリズム（24時間周期の生物リズム）をつくり、動物の性周期を光周期と同調させる働きをする。

用語解説
アンモニア中毒：アンモニアは神経毒で、尿素サイクルでは有害なアンモニアが無害な尿素に転換される。
腸管細胞：グルタミンやグルタミン酸は腸管細胞に必須のエネルギー源であり、グルタミンは筋肉や脂肪組織から絶えず腸管に供給される。猫の腸管細胞にはこれを代謝してオルニチン、シトルリンに転換する能力がない。

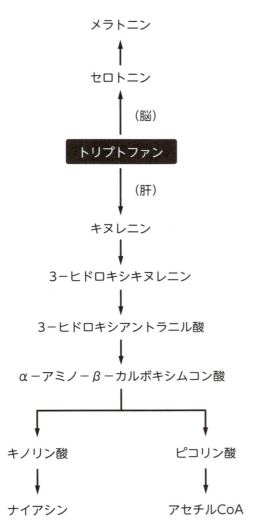

図4-8 トリプトファンの代謝

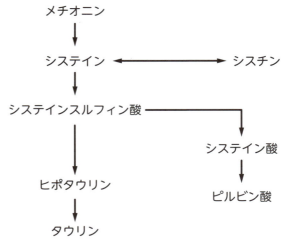

図4-9 タウリンの合成

(3) タウリン

　猫でタウリンが必須であることは、第1章ですでに述べた。タウリンは含硫アミノ酸のシステインから生合成されるが（図4-9）、猫はその合成能力が低いうえ、肉食動物である猫はタウロコール酸（P.25参照）としての需要が大きい。

　タウリンは多くの動物組織に豊富に含まれているため、肉食動物はその合成能力を獲得しなかったらしい。しかしタウリンは植物中には少なく、植物性原料を多用したキャットフードにはタウリン添加が必要である。このことに気づいて初めてタウリンを強化したドライキャットフードを市販し始めたのは、本書の筆者の一人である大島らの研究グループで、1982年のことであった。

　このことは、1978年当時はほとんど注目されていなかった。NRC（1978）には、タウリンの推奨栄養素所要量にはタウリンの項目がなく、NRCに初めてタウリンが収載されたのは1986年のことであった（付表4参照）。猫でタウリンが欠乏すると死産、奇形、網膜および骨形成不全、腎萎縮、心筋梗塞などを生じる。

　NRC（1986）は、ドライキャットフード中のタウリン含量を維持期と成長・繁殖期を問わず

　トリプトファンの肝臓内代謝により、一般にトリプトファン60mgにつき1mgのナイアシン（図1-31）が生じる（P.35参照）。しかし生肉中にはナイアシンが豊富に存在するため、猫を含む肉食動物はトリプトファンからナイアシンを合成する能力が発達しなかった。

　トリプトファンをナイアシン合成に使うより、アセチルCoA経由でエネルギー（ATP）生成に用いるほうが、肉食動物にとって有意義であったためと考えらえる。

0.04％DM以上としたが、その後AAFCOはドライフード中で0.1％DM以上、長期間保存される缶詰フード中で0.2％DM以上とした。

NRC（2006）は、猫におけるタウリンの推奨許容量（RA）を成長期と維持期；0.04％DM、妊娠・泌乳期；0.053％DMとしている。

4 ビタミン

パントテン酸を除けば、ビタミン要求量はおおむね犬より猫のほうが多い。

1）犬

AAFCOの養分基準には、ビタミンA、D、Eについて、最小量だけでなく最大量も示されている。一方、70年代および80年代のNRCはビタミン給与量の上限値を示していなかったが、NRC（2006）には全ライフサイクルについてビタミンAとDの安全上限（SUL；safe upper limit）が示された。また、NRC（2006）には犬のビタミンK要求量が初めて表示された。

2）猫

猫はトリプトファンからのナイアシン合成能が低く、そのため猫のナイアシン要求量は犬より3〜6倍も多い。そのほか、アミノ酸代謝に関連するピリドキシン、脂肪代謝に関連するコリン、アミノ酸からの糖新生に関与する葉酸などの要求量も猫のほうが多い。

猫でAAFCO養分基準やNRC（2006）に上限値が示されているビタミンは、AとDだけである。肉食動物である猫は、植物成分であるカロテンをビタミンA（レチノール）に転換できない（P.20、29参照）。

猫のビタミンA要求量は、犬の1〜2倍であるが、犬はカロテンの形でレチノールの補給が可能であるのに対し、猫はレチノール自体を摂取する必要がある。犬とは異なり、猫はビタミンK要求量が多いため、その要求量は80年代のNRCやAAFCOにすでに示されている。

5 ミネラル

ミネラルに関しても、猫の要求量は概して犬より多い。

1）犬

犬の場合、AAFCOの養分基準には、カルシウム、リン、マグネシウム、鉄、銅、ヨウ素、亜鉛、セレンについて上限値が示されている。

NRC（2006）の場合、成長期はカルシウム、維持期はナトリウム、塩素、ヨウ素にSULが設定されている。

2）猫

猫の場合、AAFCOの養分基準では亜鉛だけに上限値が設けられている。

NRC（2006）の場合も、成長期はナトリウム、維持期にはナトリウムと亜鉛にSULが設定されているだけである。

復習

① 犬と猫におけるデンプンや糖の利用性の相違について。
② 猫のタンパク質要求量が多い理由について。
③ 猫におけるアミノ酸代謝の特異性について。
④ 犬と猫における必須脂肪酸要求量の相違について。

問 題 16

以下の記述中、猫の栄養上の特徴でないのはどれか、記号で答えなさい。

① 炭水化物の利用能力が低い。

② アラキドン酸が不足しやすい。

③ タウリンが必須である。

④ カルシウムの過剰中毒が生じやすい。

⑤ カロテンをビタミンAに転換できない。

(解答はP.175)

第4章 犬と猫の違い

第5章

ライフステージと栄養

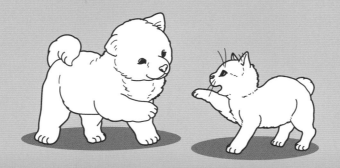

1 母犬・母猫

学習目標
① 妊娠期母犬の栄養について学習する。
② 妊娠期母猫の栄養について学習する。
③ 泌乳期母犬の栄養について学習する。
④ 泌乳期母猫の栄養について学習する。

1 妊娠期

1）母犬

妊娠期および泌乳期の母犬の体重と、食事またはエネルギー摂取量の変化を図5-1に示す。

母犬の妊娠期間は平均63日（9週間）で、最初の5〜6週間は胎子の総体重が30％しか増加しないが、残りの3〜4週間で急激に増加する。したがって、妊娠5〜6週目から母犬の維持要求分に加えて胎子と胎盤の発達に要する養分を与える必要がある。

母犬の食欲は妊娠後3週目くらいで一時（2〜3日間）減退するが、4〜5週目からは順調に増加し、胎子数によっては最大で妊娠前の150％水準まで増加する。この間の栄養状態が胎子の発育や分娩後の乳量にも影響する。しかし母犬の過肥はよくないことで、難産の原因にもなるため、分娩直前の母犬の体重は分娩前の115〜125％程度が望ましい。分娩前2〜3週間は胎子の発達で腹腔容積が小さくなるため、1日分の食事は何回にも分けて与えるのがよい。

乳腺は分娩1〜5日前から発達し始める。

分娩前12時間は母犬が食事を食べなくなり、同じく12〜18時間は体温が若干低下する。

この2つの現象が分娩の徴候である。

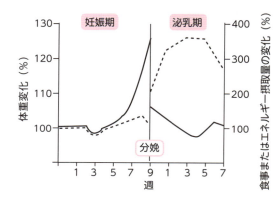

図5-1 妊娠期および泌乳期における母犬の体重（実線）と食事またはエネルギー摂取量（点線）の変化

Hands et al（2000）, Small Animal Clinical Nutrition, 4th ed, p.234, Walsworth Publishing. Co., Missouri. より引用（一部改変）

分娩後、母犬には新鮮な水と食事を提供することが好ましいが、通常母犬は分娩後24時間は食事に口をつけない。その場合、食事にお湯を加えると食欲を増進するようである。犬は冷たいものでも喜んで食べるが、お湯を加えることで揮発成分が増え、それによって食欲が刺激される（P.97参照）。

ヒトを含め哺乳動物の母親は、妊娠中に胎子や胎盤の発達以上に体重を増加させる。これは

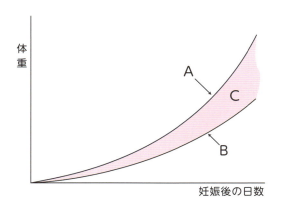

A： 母親の体重増加
B： 胎子・胎盤・乳腺の重量増加
C： 妊娠同化

図5-2　妊娠同化作用

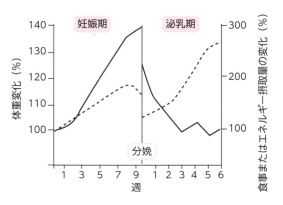

図5-3　妊娠期および泌乳期における
　　　　母猫の体重（実線）と食事または
　　　　エネルギー摂取量（点線）の変化

Hands et al (2000), Small Animal Clinical Nutrition, 4th ed, p.321, Walsworth Publishing. Co., Missouri. より引用（一部改変）

体脂肪の蓄積によるもので、妊娠同化作用と呼ばれる（図5-2）。妊娠同化作用は分娩後の十分な泌乳に不可欠である。

しかし犬の妊娠同化作用は比較的弱く、分娩直後の母犬の体重は妊娠前の105～110％にすぎない。母犬は分娩後1週間で摂食量を急速に増加させ、それによって分娩後3～4週目の泌乳最盛期を乗り切る。図5-1に示す分娩後の母犬における食事摂取量の変化は、乳量の変化にほぼ比例する。

2）母猫

妊娠期および授乳期の母猫の体重と、食事またはエネルギー摂取量の変化を図5-3に示す。母猫の妊娠期間は平均67日で、妊娠期の母猫の体重増加パターンは母犬のそれ（図5-1）とはやや異なる。

母猫の体重は妊娠2週目からほぼ直線的に増加し、分娩後も妊娠中の体重増加分の40％しか減少しない。すなわち、猫は犬より妊娠同化作用が強く、その分だけ乳量も豊富である。

したがって、妊娠母猫には3～4週目から食事を増量することが必要で、可能であれば不断給餌して、肥満しすぎないよう定期的に体重をチェックするのが望ましい。

2　泌乳期（授乳期）

泌乳期に最も留意すべきことは、母犬・母猫に対するエネルギーの供給である。エネルギーが充足されないと、貯蔵脂肪が動員されるので体重が減少する。産子数が多く妊娠同化が少ないほど体重の減少が著しく、母親の健康に悪影響を及ぼす。

泌乳期を通しての体重減少が10％を超えないことが望ましい。産子数にもよるが、授乳中は維持量の2～3倍、あるいはそれ以上のエネルギーが必要である（表2-5、表2-6参照）。

1）母犬

泌乳期における食事の給与量は、一応の目安として分娩後1週目は分娩前の1～1.5倍、2週目は2倍、3～4週目は2～1.5倍とする。

分娩後3～5週目に乳量が最大になる。そのころから子犬には離乳食を与え始め、離乳に備えて泌乳量を減らすため、母親の食事は徐々に減らしていく。

多くのドッグフードは、授乳期の母犬のエネルギー要求量を満たすほど高エネルギーではない。母犬の場合、食事の代謝エネルギー（ME）含量が乾物（DM）100g当たり420kcal以上であれば体重の減少はないが、310kcalなら産子数3頭以上の母犬には不足する。

産子数が多くなると、低ME食では母犬の採食量の増加は限界がある。これは胃の容積などの要因によるものと考えられる。

エネルギー不足は乳量だけでなく乳質にも影響し、子犬の発育や抗病性を低下させる。したがって、特に泌乳前期は高エネルギーの**プレミアムフード**を給与することが望ましい。エネルギー源として**チーズ**を適量補給してもよいが、妊娠期から泌乳期にかけてカルシウム剤を補給するのは、特に犬では危険を伴うので注意が必要である（P.40参照）。バランスのよいドッグフードを与えている限り、母犬のカルシウム要求量の増加は食事摂取量の増加によって十分カバーできる。

子犬の離乳は分娩後6～8週間が経過した7～9週齢が目安である。離乳を容易にするためには子犬を別室に隔離することが望ましいが、離乳時に乳量が多いと乳房炎にかかりやすい。その場合は離乳前2～3日間食事の量を**制限**し、離乳当日は絶食させる。その後は1日ごとに維持量の25％、50％、75％、100％と増量する。

2）母猫

母猫は妊娠同化作用が強い反面、分娩後の摂食量の増加は緩慢である（**図5-3**）。

体内に蓄積した脂肪が減少したのちに摂食量が増加し始めるからである。子猫の離乳は分娩後8～10週間が経過した9～11週齢が一応の目安である。

プレミアムフード：明確な定義はない。一般的には、良質の原料を用いた高タンパク、高脂肪食で機能性原料などにより栄養面に特別な配慮を加えた総合栄養食を指すことが多い。

チーズ：チーズには乳糖が含まれず、タンパク質よりむしろ脂肪が多い。
制限：制限給餌法には定量給餌法と時間制限法とがある。定量給餌法は1日分の食事量を決めて給与する方法、時間制限法は食べる時間を制限して給与する方法であるが、時間を制限すると早食いになるので、前者のほうが正確に制限できる。

復習
① 母犬・母猫の妊娠期における体重増加パターン。
② 妊娠同化作用とは。
③ 母犬の分娩徴候について。
④ 泌乳最盛期における栄養上の注意。

問題 17

母犬・母猫の妊娠・泌乳期について、正しい記述を一つ選びなさい。

① 母犬も母猫も妊娠期間は平均63日である。

② 母犬も母猫も体重は妊娠2週目からほぼ直線的に増加する。

③ 妊娠同化作用は母犬より母猫のほうが強い。

④ 分娩後の母親の体重変化は犬も猫もよく似ている。

⑤ 母犬も母猫も泌乳期の食事摂取量は乳量にほぼ比例する。

（解答は P.175）

② 子犬・子猫

学習目標

① 哺乳期の子犬・子猫の栄養について学習する。

② 離乳後の子犬・子猫の栄養について学習する。

③ 成長期の子犬・子猫の栄養について学習する。

1 哺乳期

子犬・子猫は生後2週間で急激に成長する。その反面、この間の死亡率は40％にも達すると推定されている。

分娩後数日間に分泌される乳汁を初乳といい、1週間も経つと成熟乳（成乳）になる。猫乳については初乳から成乳になるまでの成分変化が調べられており（**表5-1**）、分娩後1日目に分泌される乳汁はタンパク質と脂肪含量が高い。

脂肪は新生子に対する良好なエネルギー源であり、タンパク質含量が高いのは免疫グロブリン（P.26参照）、なかでもIgGの分泌量が多いた

めである。分娩後3日目にはタンパク質と脂肪の含量が著しく減少する一方、乳糖含量は増加する。しかし分娩7日後には再びタンパク質・脂肪が増加し、総エネルギー（GE）含量は脂肪含量にほぼ比例して変動する。犬の初乳成分含量や、その変動については報告が見当たらないが、おそらく猫の初乳成分の変動傾向に近似であると考えられる。

母から子に抗体（P.112参照）が与えられることを受動免疫という。ヒトや兎では胎盤を通して胎子に抗体（IgG）が与えられるが、牛・豚・馬などは分娩後に初乳を通して与えられる。

表5-1　犬・猫の初乳と成乳の成分

成分		分娩後日数					牛乳 *3
		犬 *1		猫 *2			
		1日	7〜9日	1日	3日	7日	
タンパク質	（％）	―	7.2	8.3	5.4	6.3	3.3
脂肪	（％）	―	10.9	9.3	5.3	7.6	3.6
乳糖	（％）	―	3.5	3.0	4.0	3.9	4.7
総エネルギー　（kcal/100g）		―	155	130	85	109	64

*1　Oftendal (1984), Lactation in the dog : Milk composition and intake by puppies, J. Nutr. 114 : 803-812.

*2　Adkins et al (1997), Changes in nutrient and protein composition of cat milk during lactation, Am. J. Vet. Res. 58 : 370-375.

*3　Hands et al (2000), Small Anim. Clinical Nutrition, 4th ed, p.331, Walsworth Publishing Co., Missouri. より引用

犬・猫の場合、一部は胎盤を通して与えられるが、大部分（推定では90％以上）は初乳から与えられる。しかし初乳中のIgGが小腸内で消化されず、高分子のまま吸収されるのは生後24時間以内に限られる。

　初乳には受動免疫以外に、出生直後に水分を補給して血流量を増加させ、循環器を強化させる働きがある。また、胎子便の排泄を促進する下剤効果や、免疫グロブリンを小腸内消化から保護するためのトリプシン阻害因子も認められる。初乳はべとついて虚弱な新生子には飲みづらい感じであるが、できれば分娩後12時間以内に飲ませるのが望ましい。

　犬・猫の成乳は牛乳より濃く（表5-1）、タンパク質と脂肪の含量が2倍以上高い。しかし乳糖は牛乳のほうが高く、特に犬乳は乳糖が少ない。

　生後2～3週間の子犬・子猫には1日4～6回の授乳が必要で、回数がそれより少ない場合は要注意である。生後10～16日で目が開き、15～17日で見えるようになる。

　最初の1週間は「ふるえ反射」がないため寒さに弱く、夏季でも夜間は保温して隙間風を防ぐのが望ましい。哺乳期子犬・子猫の適正環境温度を表5-2に示すが、小型犬種については表に示した範囲より若干高めがよい。

表5-2　子犬・子猫の適正温度 *1、2

週齢	温度（℃）
0～1	32～30
2～4	30～27
5～6	25～21
6～	21

＊1　小型犬は若干高めにする。
＊2　湿度50％
Case et al（2000），Canine and Feline Nutrition, 2nd ed, p.238, Mosby-Year Book, Inc., St. Louis. より引用

2 離乳期

　4～5週齢を過ぎると子犬や子猫の動きも活発になり、同時に母乳だけでは養分が不足するので、母親の食べている食事に興味をもち始める。したがって、そのころから母親の食べている食事と同じものを離乳食として与える。その場合、ドライフードであれば水を加えて固練り状で与えるとよい。

　子猫には水よりも牛乳で固練りにするほうが嗜好性はよくなるが、子犬は下痢しやすいので水のほうがよい。セミモイストタイプの離乳食ならそのまま与えればよいが、新鮮なものに限る。最初はなめる程度しか食べないが、本格的に食べ始めたら練り餌をしだいに硬くしていく。

　生後5週間を経過するころ（6週齢）には、離乳も可能な程度に摂取量が増加するが、決して離乳を急ぐ必要はない。離乳適期は子犬で7～9週齢、子猫は9～11週齢である。あまり離乳を急ぐと、母子分離によるストレスが大きくなる。

　子犬の場合、群のなかで社会性に目覚めるのは7週齢ごろとされている。したがって、子犬が新しい家庭に引き取られ、飼い主と自分の絆を確立する時期としては7～9週齢の離乳直後が最適である。子猫についてはあまりよくわかっていないが、やはり同様であろう。

　子犬や子猫にとって母親や兄弟から無理やり引き離されるストレスは相当に大きいため、食事まで急変するのは好ましくない。引き取り時

高分子のまま吸収：高分子物質が未熟な腸管細胞を通過して吸収される（経細胞吸収）。この時期は細菌が吸収されて敗血症を生じることもあるので、衛生面の配慮が欠かせない。

ふるえ反射：外気温が体温以下に下がると体熱が奪われるため、筋肉をいっせいに無目的に運動させて熱を生産する（ふるえ産熱）。体表または視床下部の温度低下により不随意的に生じるので、ふるえ反射という。

下痢しやすい：乳糖不耐性。食物不耐性についてはP.138参照のこと。乳糖不耐性は食物不耐性の一種で、乳糖分解酵素（ラクターゼ）の活性が低いために起こる。

には、それまで与えられていた食事を4〜5日分わけてもらい、徐々に新しい食事に切り替えることが望ましい。

3 成長期

犬・猫とも最大成長期は生後6ヵ月齢前後で、大型犬は10〜16ヵ月齢、小・中型犬と猫は8〜12ヵ月齢で成熟する。成熟時の体重は出生時体重の40〜60倍になる。したがって、最大成長期の養分要求量は産子数が多い場合の母犬の泌乳期に次いで多い。この時期に特に大切な養分はタンパク質、エネルギー、カルシウム、およびリンである。しかし、これらの養分の過剰も好ましくない。特に大型犬種では、これらの過剰は骨格の異常発達を招くことがある。

1）成長期の骨格異常

同じ月齢の小型犬種に比べ、グレート・デーン種、ジャーマン・シェパード種、ゴールデン・レトリーバー種、ラブラドール・レトリーバー種など大型犬種の骨は太いが、骨髄腔が大きいためにかえって薄い（**図5-4**）。

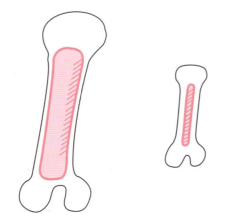

図5-4　大型犬（左）と小型犬（右）の長骨と骨髄腔
（概念図）

高栄養は骨の成長を促進するため、ますます薄くなる。そのうえ、最大成長期の6ヵ月齢前後は骨格を支える筋肉も未熟である。したがって、この時期に過大な体重が骨格にかかると整形外科的な骨格異常が生じやすい。

骨格異常は、同じ大型犬種でも比較的体格が小さな雌より、雄で発生率が高い。

2）犬の成長期

6ヵ月齢くらいまでは、純粋種では公表されている標準体重を若干下回る程度の発育でよい。成長期における若干の栄養制限は、成熟体重には悪影響を及ぼさない。1日の食事給与量は代謝エネルギー（ME）要求量と食事のME含量から求めるのが望ましい（P.48〜49参照）。

さらに、1日量を1回で給与するよりも、数回に分けて給与するほうがよい。

同時に、成長期は特に運動が欠かせない（1日に最低20〜30分間）。ただし、大型種の子犬では、過度の運動は関節を痛める可能性があるので注意する必要がある。

3）猫の成長期

猫についても基本的には犬と同様であるが、犬との相違点は、猫の場合、1日中少しずつ頻繁に食べるという習性をもっていることである（P.92〜93参照）。したがって、猫に対しては不断給餌しても過食しにくい傾向があるため、自由に運動できる環境ではドライフードの不断給餌でよい。しかし運動が極度に制限される条件では定量給餌すべきである。

また、缶詰タイプは開缶後の保存性に問題があることと、嗜好性が高いため、不断給餌はしないほうがよい。

復　習	① 初乳の効用について。
	② 新生子に対する保温の重要性について。
	③ 子犬・子猫の最適離乳時期について。
	④ 成長期の肥満と成熟後に生じる肥満の違いについて。

問題 18

大型犬種の子犬の栄養管理について、誤った記述を一つ選びなさい。

① 肥満は骨格に悪影響を及ぼし、整形外科的疾患のリスクを高める。

② 成長期における若干の栄養制限は成熟体重に悪影響を及ぼさない。

③ １日量を数回に分けて給餌するのがよい。

④ 肥満を避けるため、量的制限給与が望ましい。

⑤ 最大成長させるため、食事は不断給与・自由摂取がよい。

（解答はP.175）

③ 成犬・成猫

学習目標

① 維持期の特徴について理解する。

② 維持期における肥満の原因について学習する。

③ 肥満予防の決め手とは何か学習する。

成長が終わり、妊娠も泌乳もしておらず、激しい運動（仕事）も課せられていない状態を維持という。

維持の状態にある成犬・成猫の栄養は体から失われる養分を補うだけであるため、維持期の養分要求量は成長期よりもかなり少ない。したがって、この時期の栄養上、最大の問題は肥満である。

1 維持期の肥満

肥満は、エネルギーが消費を上回って過剰に摂取されるために生じるが、その原因は多様である。

1）エネルギー過剰摂取

野生動物は体重に関して優れた自己管理能力をもち、食べ物が豊富な環境でも肥満しない。しかし、ヒトと同様、犬や猫もおいしい食事は好んでたくさん食べる傾向にある。特に、家畜化が進んだ犬に対して嗜好性の高い食事を不断給餌すると、エネルギー消費を上回って過食し、肥満の原因になる。

したがって、維持期には犬・猫とも、ドライフードが適している。ドライフードはウエットやセミモイストタイプより脂肪含量が少なく、

したがって低エネルギー・低嗜好性で、なにより安価である。

2）エネルギー消費の減少

成長期が過ぎるとエネルギー要求量が減少し、運動量も少なくなる。

通常、維持期は摂取エネルギーの約30％が運動に費やされるが、運動量が減少しても食欲自体はそれほど減少しないため、結果としてエネルギー摂取量が過剰になる。

3）加齢

年齢とともに運動量がますます減少し、同時に基礎代謝（P.53参照）も減少するため、結果としてエネルギー摂取量が過剰になる。

4）内分泌異常

甲状腺機能低下と副腎皮質機能亢進（クッシング症候群）は基礎代謝を低下させ、病的な肥満の原因となる。

その発症には遺伝的要因も関与し、甲状腺機能低下は中・高齢期のゴールデン・レトリーバー種やブルドッグ種で生じやすく、副腎皮質機能亢進は中・高齢期のプードル種、ボクサー種、ダックスフンド種で生じやすい。

5）不妊手術

不妊手術がきっかけで肥満し始めるケースも多い。不妊手術は通常6ヵ月齢から1歳の間に行われる。この時期は、本来であれば成長に比例してエネルギー要求量が増加する時期である。しかし不妊手術に伴う性ホルモン分泌の変化により成長や運動のためのエネルギー消費が急激に減少することが肥満の直接の原因となる。

また、飼い主側の責任も指摘されている。

不妊手術を受けさせた罪悪感から、食事の量を含め、手術の前後で飼い主が変化を好まないことも無視できない要因とされる。

6）遺伝的素地

犬では品種（breed）や血統（family）によって太りやすさに差がある。

ビーグル種、コッカー・スパニエル種、ラブラドール・レトリーバー種、ある種の小型テリア種は肥満しやすいが、シェパード種やフォックス・テリア種は肥満しにくい。

2 犬の肥満予防

肥満を予防する鍵は食事量の制限と適度な運動のみである。

採食パターンが明確な犬では、維持期にも定量給餌が原則である。なお、肥満してしまった場合の対策は、第6章（P.124～129）で述べる。

3 猫の肥満予防

一方、猫には周期的な体重の増減が見られるものの、内分泌機能の異常による肥満は比較的まれである。また、少量頻回採食者という食性から、犬に比べて肥満しにくいといえる。したがって、成長期と同様、猫が自由に運動できる環境ではドライフードの不断給餌でよい。

しかしながら、厳格な肉食動物であり続けた猫は高エネルギー食に適応しているため、むしろ低エネルギー食ではエネルギー摂取量調節機構が十分に機能しないという見方もある。

運動ができないか、または肥満の徴候が現れたら、やはり制限量を定量給餌する必要がある。

復　習

① 維持期の養分要求量が成長期より少ない理由とは。

② 維持期にはドライフードが適している理由とは。

③ 維持期の犬・猫に対する食事給与法の違いについて。

第5章　ライフステージと栄養

3 成犬・成猫

問題 19

維持期の成犬の肥満に関して、正しい記述を一つ選びなさい。

① 維持期に給与する食事としては低脂肪のドライフードが適している。

② 維持期は成長期よりも運動量と食欲が減少する。

③ 不妊手術と肥満は無関係である。

④ 肥満と品種・血統は無関係である。

⑤ 甲状腺機能低下と副腎皮質機能亢進（クッシング症候群）は基礎代謝を亢進させる。

(解答はP.175)

4 老犬・老猫

学習目標
① 老化に伴う生理的変化について学習する。
② 老化に伴う養分要求量の変化について学習する。
③ 老齢期の食事給与法について学習する。

表5-3に、犬・猫の年齢をヒトの年齢に換算した数値を示す。

犬の平均寿命は **13歳**、猫は14歳とされるが、ヒトの長寿化に比例して犬や猫の寿命も延びる傾向にある。成熟に達した時点から各臓器の機能は衰え始めるが、老化速度は臓器によって異なるばかりか個体によっても異なる。

老化現象は、あくまで個体のレベルでとらえなければならない。

1 老化に伴う生理的変化

1）皮毛

皮膚は柔軟性を失って過度に角質化し、毛は色素を失って白髪になる。犬や猫では白髪は主に鼻面や顔面に生じる。

皮膚癌が発生しやすくなるのは、平均して犬では10.5歳、猫では12歳である。

2）消化器

機能的に消化率や代謝の効率が低下するほか、歯が悪くなって唾液分泌も低下するため、食事の摂取量が減少する。

さらに、結腸の運動性が低下するので便秘しやすくなる。

表5-3 年齢換算表

生後年数	ヒトに換算した年齢	
	小・中型犬と猫 *1	大型犬 *2
1	15	12
2	24	19
3	28	26
5	36	40
7	44	54
10	56	75
12	64	89
15	76	110

*1 24＋｛(年数－2)×4｝ ただし、年数≧2
*2 12＋｛(年数－1)×7｝

3）泌尿器

腎不全は老犬・老猫の死亡原因の上位に位置するが、老犬では、腎不全の症状が出るまでに**ネフロン**の75％以上が消失する。このことは、一見健康そうに見えても老犬・老猫では腎機能の衰えが著しいことを意味している。

 13歳：大型犬と小型犬とでは若干の違いがあり、10歳および15歳での生存率は、ともに小型犬のほうがやや高い。

 ネフロン：腎臓の機能単位で、腎小体と尿細管に分けられ、前者は糸球体とボーマン嚢からなる。
腎小体では濾過作用、尿細管では再吸収が行われる。
詳細については第6章（P.149～150）参照。

4 老犬・老猫

4）筋骨系

老化は筋肉量と骨量を減少させる。

一般に関節炎が増加し、肥満は関節炎をさらに悪化させる。一方では、その痛みで食欲が減退し、筋骨量のさらなる減少を招く。

5）循環器

老化に伴って心拍出量が減少し、不整脈が増える。一方、血管の硝子膜が肥厚し、動脈の内膜や中膜にカルシウムが沈着する。

その結果、心臓の負担が増え、老犬・老猫の約30％に心疾患が発生する。

6）感覚器

老化は刺激に対する反応を低下させ、視覚、聴覚、味覚の一部も失われることがある。

味覚の鈍化は食事に対する興味を失わせ、その摂取量を減少させる。また、特定の味や匂いの食事しか受けつけなくなることもある。

7）順応性

たとえば、新たにペットが飼われたり、新居に引っ越すなどして環境が変わると、老犬や老猫には過大なストレスを与える。

突然、過食や食欲喪失の徴候を示すことがある。これは、老化が環境の変化に対する順応性を失わせることが原因である。

❷ 老化に伴う養分要求量の変化

1）エネルギー

老化によって運動量が減少すると同時に基礎代謝（P.53参照）も低下する。その結果、犬や猫の老齢期では、エネルギー要求量が維持期よりも20～30％減少する。

2）タンパク質

(1) 老齢期のタンパク質要求量

老齢期のタンパク質要求量は、成長期ほど多くはないが、維持期よりは多い。

その根拠は以下の通りである。

①骨格筋はアミノ酸の貯蔵庫であり、ストレスや疾病に際して貯蔵アミノ酸が使われる。
老齢期は骨格筋の消失を防ぐばかりでなく、抗病性を高めるためにも十分量のアミノ酸が供給されなければならない。

②老齢期はアミノ酸の利用性が低下するので、その低下を見込んで、多めに給与する必要がある。

③老齢期はエネルギー要求量の減少や、味覚の衰えなどで摂食量が少なくなるため、食事のタンパク質含量を高める必要がある。

したがって、老齢期にふさわしいタンパク質含量は、AAFCO養分基準に照らせば維持期と成長期の間、犬で19～22％DM、猫では26～30％DMと考えられる（**付表1、2参照**）。

(2) 老齢期の腎機能低下とタンパク質

ヒトでは、慢性腎臓病の栄養管理として低タンパク食給与が常識といえる。慢性腎臓病の犬や猫でもタンパク質摂取制限は、QOLの改善や延命に有効と考えられるが、犬・猫ではこれまで明確な証拠が得られていなかった。しかし最近、適正に計画・解析された実験の結果として、慢性腎臓病の犬・猫で食事のタンパク質含量を「制限」することの効果が証明され、制限食のタンパク質含量は、犬で14～15％DM、猫では28～30％DMが適当とされた。

ところが、老齢期の犬および猫の適正タンパク質含量が、前述のようにそれぞれ19～22％DMおよび26～30％DMであるとすると、犬における14～15％DMはともかく、猫における28～30％DMが「制限」といえるかどうか疑問である。

さらに、NRC（2006）によれば維持期および成長期の犬のタンパク質要求量は、最小要求量（MR）でそれぞれ8％および18％DMである。したがって、老齢犬のタンパク質要求量はMRとして8～18％DMと考えられ、先に述べた14～15％DMというタンパク質含量でさえ一概に「制限」とはいえない。

すなわち、慢性腎臓病の犬や猫にタンパク質制限が不可欠としても、実際の制限食のタンパク質含量については検討の余地があるといえよう。

3）脂肪

老化によってエネルギー要求量が低下することに加え、脂質の代謝機能も衰えることから、老齢期には脂肪含量が低い食事が適している。しかし必須脂肪酸（P.13～20参照）は不足しないように注意する必要がある。

4）ビタミンとミネラル

老齢期のビタミン要求量に関しては明確な知見はないが、ほとんどすべてのビタミン要求量は維持期よりは若干増加する可能性が高い。

一方、リンの過剰は腎臓へのカルシウムの沈着を促進し、腎機能を悪化させるので避けなければならない。

犬や猫は食塩に鈍感で、欠乏症は知られているが、過剰症は生じにくい（特に猫）。したがって、市販のペットフードに含まれるナトリウムの水準（0.45～0.90％DM）でも、特に問題はないと考えられている。

しかし鬱血性心疾患や慢性腎臓病の犬や猫は別であり、その場合は食事のナトリウム含量を0.1～0.2％DM（DM100g当たり0.1～0.2g）に制限するほうがよい（**表6-4**参照）。

❸ 老齢期の給餌法

老齢期で大切なことは、食事の質、量、給与時間など、何事でも急激な変化を避けることである。また、適度の運動を行って体重を維持するよう努めることも大切である。

老齢期の犬・猫には不断給餌（P.93参照）も避け、1日に定量を2～3回に分けて給与するのがよい。老齢期には歯周病予防のため、毎日の歯磨きも欠かせない。

復習

① 老化によって食事の摂取量が減少する理由とは。

② 維持期より老齢期のほうがタンパク質要求量が増加する理由とは。

4　老犬・老猫

問 題 20

老齢期の犬・猫における栄養上の特徴として、正しい記述を一つ選びなさい。

①　老化によってエネルギー要求量は維持期よりも増加する。

②　老齢期は高脂肪食が適する。

③　腎不全の場合を除き、良質のタンパク質を適量給与する必要がある。

④　鬱血性心不全をもつ老犬や老猫には多めのナトリウムが不可欠である。

⑤　老齢期にはカルシウムとリンを多めに補給する必要がある。

(解答はP.175)

第6章

疾病と栄養

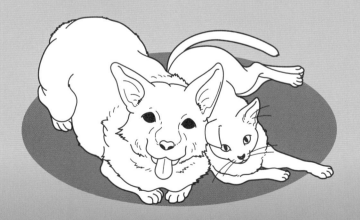

① 過栄養性肥満

学習目標	① 飼い主の自覚と反省の重要性について学習する。
	② 肥満が軽〜中度の場合の治療法を理解する。
	③ 重度な肥満の場合の治療法を理解する。
	④ 絶食の効果について学習する。

肥満は外科的な運動器系疾患ばかりでなく、直接または間接的に内科的疾患の原因になる。犬も猫も基本的には同じであるが、犬は膵炎を起こしやすいのに対し、猫は高脂血症や脂肪肝を生じやすい（P.128参照）。

肥満は、予防するのが本来であるが、肥満になってしまえば治療しなければならない。その治療は、内分泌異常に原因がある場合を除き、栄養改善と運動負荷が中心になる。

肥満の治療は、短期的には体重と体脂肪を減少させることであるが、長期的には理想体重を維持することである。短期の目標を達成するのは比較的容易でも、長期の目標は達成が困難で、その原因は主として飼い主の側にある。

そもそもペットを肥満させた責任の大半は飼い主にあることから、飼い主の自覚と反省がない限り、長期的な目標の達成は困難である。

① 肥満の判定

ヒトでは体重が標準よりも15〜20％多いことが肥満の基準とされる。犬や猫でも純粋種の場合は肥満の診断に標準体重を用いることができるが、この方法は雑種には使えない。そこで、肥満の診断のため種々の体脂肪量測定法が考案

されてきた。しかし、これらの多くは高価な装置や特殊な技術と熟練を必要とし、小動物診療現場での実施は容易ではない。

診療現場で最も簡便に実施できる方法は、目視および触診の併用により、肥満の程度を点数化したボディ・コンディション・スコア（body condition score；BCS）を求める方法である。

側方および上方からの観察に加え、あばらと腹底部を手で震わせてみた場合の感触や震え具合から、肥満の程度を判定する。このBCSの方法としては、5段階評価法と9段階評価法とがあるが、ここでは5段階評価法の体形と評価基準を図と表で示しておく（**表6-1**と**図6-1**、および**表6-2**と**図6-2**）。

通常、5段階評価法での理想的な状態をBCSで「3」とし、非常に痩せている状態を「1」、重度の肥満を「5」とする5段階評価であるが、

Point

中心になる：アンフェタミンなどの薬剤を用いる治療法もあるが、犬では有効でなく、十二指腸 - 回腸バイパス形成術などの外科的手法はあまり勧められない。

体脂肪量測定法：直接的評価法としてはコンピューター断層撮影法（Computed Tomography：CT）や超音波診断法（エコー）、間接的評価法には二重エネルギーX線吸収法（Dual-energy X-ray Absorptiometry：DEXA）、生体インピーダンス測定法（bioelectrical impedance analysis：BIA）、重水希釈法などがある。

歩き方や運動させたときの状態なども参考にして総合的に判断する必要がある。

2 肥満の分類

肥満に症候性肥満と単純性肥満とに大別できる（図6-3）。症候性肥満とは特別な遺伝性疾患に伴う肥満や、なんらかの内分泌学的あるいは精神・神経学的な原因を見出し得る肥満のことである。

ヒトでは染色体異常に伴う肥満が確認されているほか、思春期の女性に多い過食症や拒食症の場合に心理学的要因が大きな比重を占める。

犬では副腎皮質機能亢進症（クッシング症候群）や甲状腺機能低下に伴う肥満が知られている。前者は副腎皮質で**コルチゾール**が過剰に生産されるのが原因で、中年以上のダックスフンド種、プードル種、ボクサー種、ボストン・テリア種などに多発し、その内の約半分に肥満が生じる。

甲状腺機能低下症はやはり中年以上の犬で、通常は甲状腺の萎縮により生じ、血中の甲状腺ホルモン（チロキシン［サイロキシン］やトリヨードサイロニン）が減少する。品種ではゴールデン・レトリーバー種、ドーベルマン種、アイリッシュ・セター種、ボクサー種、ミニチュア・シュナウザー種などに多い。これらの内分泌異常は猫にも生じ得るものの、きわめてまれである。

症候性以外の肥満を単純性肥満といい、これは単純にエネルギーの過剰摂取が原因であるとしか表現できない肥満である。

単純性肥満には、タイプとして脂肪細胞のサイズだけが大きくなる細胞肥大性肥満と、脂肪細胞のサイズに加えて数も増加する細胞増殖性肥満とがある。一般に、成熟後の動物に生じる肥満の多くは細胞肥大性であるが、成長初期から**春機発動期**にかけては細胞増殖性肥満が生じやすい。

動物はいったん増加した体細胞の数を**減らすことはできない**ため、細胞肥大性肥満に比べて細胞増殖性肥満は治療が困難である。脂肪細胞1個当たりに含まれる脂肪量を最低限まで下げることができたとしても、脂肪細胞数が減らなければ体脂肪率を一定水準以下に抑えることはできない。

細胞増殖性肥満を防ぐためには、離乳後の子犬・子猫の成長速度を最大にするより、むしろ抑制するほうがよい。

3 栄養の改善

1）軽〜中度の肥満

この場合は、一般のドライフードを与えて減量させる。従来からドライフードを与えていた場合はそのまま継続し、摂取量を測って給与量を従来の60〜70％に減らす。

また、ドライフードに食卓の残り物も与えていた場合はドライフードだけにし、ドライフードの給与量を70〜80％に減らす。空腹感を抑えるため、1日量を3〜4回に分けて与えるのがよい。

なお、食事の給与量を60％以下に制限してはならない。減食する40％の内訳は、20％が過食分の是正、20％が減量分である。あまりに急激な減量は危険を伴うため、**1週間当たり平均2％（1〜3％）の減量**が望ましい。

用語解説
コルチゾール：コレステロールから合成されるステロイドホルモンの一種。
春機発動期：動物が生殖可能となる時期。

Point
減らすことはできない：このような現象をラチェット効果という。ラチェット（retchet）とは、逆回転防止用の爪がついた歯車（爪車：下図）のことである。
1週間当たり平均2％（1〜3％）の減量：現在の体重が10kgであれば1週間に0.1〜0.3kg、平均0.2kgである。
ラチェット（爪車）
歯車は矢印の方向にしか回らない
〔新英和大辞典 第4版（1960）、p.1478、研究社、東京より引用〕

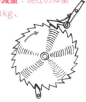

表6-1 ボディ・コンディション（犬）

BCS *1	判定	状態
1	痩せ	肋骨、腰椎、骨盤が外から容易に見える。脂肪は触診できない。腰のくびれと腹部の吊り上がりが顕著。
2	やや痩せ	肋骨が容易に触診できる。体脂肪の沈着は最小。上から見て腰のくびれは顕著で、腹部の吊り上がりも明瞭。
3	理想的	過剰な脂肪沈着なしに、肋骨が触診できる。上から見て肋骨の後に腰のくびれが認められる。横から見て腹部の吊り上がりが認められる。
4	やや肥満	脂肪沈着はやや過剰であるが、肋骨は触診できる。上から見て腰のくびれは認められるが、顕著ではない。腹部の吊り上がりはやや認められる。
5	肥満	厚い脂肪に覆われて肋骨が容易に触診できない。腰椎や尾根部にも脂肪が沈着。腰のくびれはないか、ほとんど見られない。腹部の吊り上がりも認められないか、むしろ垂れ下がっている。

*1　ボディ・コンディション・スコア
Case et al (2000), Canine and Feline Nutrition, 2nd ed, p.315, Mosby-Year Book, Inc., St. Louis. より引用

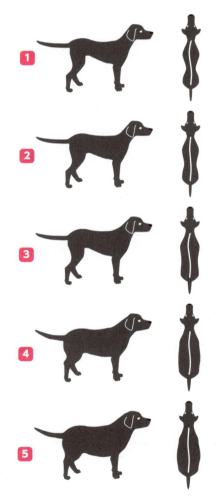

図6-1　犬のボディ・コンディションと体型

Case et al (2000), Canine and Feline Nutrition, 2nd ed, p.315, Mosby-Year Book, Inc., St. Louis. より引用

これは、通常のペットフードはエネルギー要求量が満たされることを前提にタンパク質や他の養分の含量が決定されていることから、エネルギー摂取量が極端に制限されると、他の養分も不足する可能性があるためである。

2）重度の肥満

　重度な肥満の場合や、軽〜中度でもなんらかの事情で（飼い主の行動改善が得られない場合）や一般のドライフードが使えない場合には、市販の減量食を与えることが望ましい。この場合も不断給餌は避け、1日3〜4回の定量給餌が基本であるが、減量食は一般に低脂肪・低嗜好性のため、必ずしも給与量を制限する必要はない。

　減量食は、エネルギー摂取量が不足してもほかの養分は不足しないように調製されている。減量食には、低エネルギーにするため脂肪を減らす代わりに繊維を増やしたタイプと、糖質（デンプン）を増やしたタイプとがあり、前者のほうが、より低エネルギーで減量効果も大きい。また、繊維は食事の消化管内通過を遅くするため、空腹を抑える効果もある。

表6-2 ボディ・コンディション（猫）

BCS*1	判定	状態
1	痩せ	肋骨、腰椎、骨盤が容易に認められる。首が細く、上から見て腰も深くくびれている。横から見て腹部の吊り上がりが顕著。脇腹の襞には脂肪がないか、または襞自体がない。
2	やや痩せ	背骨と肋骨が容易に触診できる。脂肪の沈着は最小限。上から見て腰部のくびれは最小。横から見て腹部の吊り上がりはわずかである。
3	理想的	肋骨は触診できるが、見ることはできない。上からは肋骨の後ろに腰のくびれがわずかに確認できる。横から見ると腹部が吊り上がり、脇腹には襞がある。
4	やや肥満	肋骨上に脂肪がわずかに沈着するが、肋骨はなお容易に触診できる。横から見て腹部の吊り上がりはやや丸くなり、脇腹は窪んでいる。脇腹の襞は適量の脂肪で垂れ下がり、歩くと揺れるのに気づく。
5	肥満	肋骨や背骨は厚い脂肪で覆われて容易に触診できない。横から見て腹部の吊り上がりは丸く、上から見て腰のくびれはほとんど認められない。脇腹の襞が目立ち、歩くと盛んに揺れる。

*1 ボディ・コンディション・スコア
Case et al（2000）, Canine and Feline Nutrition, 2nd ed, p.316, Mosby-Year Book, Inc., St. Louis. より引用

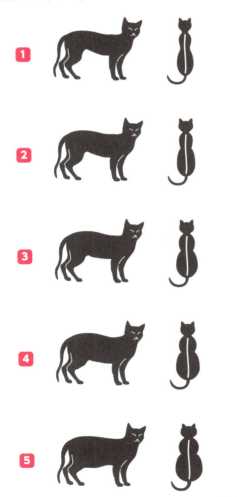

図6-2 猫のボディ・コンディションと体型
Case et al（2000）, Canine and Feline Nutrition, 2nd ed, p.316, Mosby-year Book, Inc., St. Louis. より引用

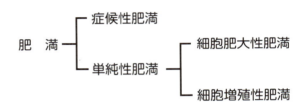

図6-3 肥満の分類
阿部又信・舟場正幸（2002）、肥満の病態生理、SA Medicine, 4（5）：4-10、インターズー、東京．より引用

しかし、高繊維タイプは糞量やガスの排出が増加することから、飼い主にあまり好まれない。栄養学的にも、高繊維で、かつタンパク質含量の低いものは勧められない。なぜなら、高繊維は代謝性糞中窒素を増加させる一方、低タンパク食ではタンパク質不足を招くおそれがあるからである。

 用語解説 **代謝性糞中窒素**：糞中には食事由来の不消化タンパク質だけでなく、消化液、消化管からの脱落細胞、および腸内細菌由来のタンパク質も排泄される。これらに由来する糞中窒素を代謝性糞中窒素（Metabolic Fecal Nitrogen；MFN）という。高繊維食はMFNを増加させるため、正味に吸収されるタンパク質が減少する。

第6章 疾病と栄養

4 運動

　運動はエネルギー消費を促進すると同時に、体脂肪を減少させる効果がある。運動量を増加させても食事を制限しないと体重は減らないが、食事制限に加えて運動量を増加させると、体重の減少以上に**体脂肪を減らすことができる**。

　しかし運動量を急激に増やしたり、突然過激な運動を課したりするのは肥満ペットにとって危険である。1日に20分程度を1週間に2～3日から始めて、しだいに毎日へと増やし、さらに1日の運動時間を徐々に長くするという順で運動量を増加するのがよい。

　犬の場合、運動は一般に散歩やランニングであるが、大型種の肥満犬に最も好ましいのは四肢に負担の少ない水泳である。

　猫では玩具で遊ばせたり、首輪をつけての散歩をしたりすることがある。

5 絶食の効果

　絶食は、肥満の治療法としては避けたほうがよい。効果が期待できないばかりか危険でもある。肥満猫を絶食させると高率で脂肪肝が発生する。

1）犬における絶食

　犬の祖先は、集団で狩りをしたとされているが、集団全体の飢えを満たせるほどの大型動物を捕まえられるチャンスは多くはなかった。

　したがって、犬は生来的に飢えに強く、肥満解消手段として絶食はあまり有効ではない。仮に絶食によって減量できたとしても、油断すると**リバウンド現象**を起こすことが多い。

　また、再び元の体重に戻った場合、以前の状態より脂肪が蓄積する傾向にある。

2）猫の脂肪肝

　猫では、肥満時の絶食は脂肪肝（肝リピドーシス）を発生させる確率が高い。

　脂肪肝は中・高齢期の肥満猫に発生しやすく、雄よりも雌での発生率が約2倍高い。脂肪肝の症状としては、食欲不振、体重減少、黄疸、嘔吐や下痢があり、死亡率も高い。脂肪肝は、住環境の変化などから強いストレスを受けて食欲不振に陥り、その後発症することが多いが、肥満猫を絶食させるのも結果としては同じである。

　脂肪肝は早期の発見と治療を必要とするが、数週間から数ヵ月も自発的に食べようとはしなくなるため、流動食を胃チューブで強制投与する（P.143参照）など、長期に根気強い治療が必要になる。この期間中、また食後の栄養管理を含めた治療の対応については、獣医師の指示に従うことが大切である。

　猫の脂肪肝を予防する最良の方法は肥満させないことである。

体脂肪を減らすことができる：筋肉量は減らさずに体脂肪量だけを減少させられる。

リバウンド現象：痩せさせる目的で極端に食事量を減らすなどして減量した後、減量終了後に速やかに体重が元に戻ったり、かえって体重が増加したりする現象のこと。

復　習	①	ボディ・コンディション・スコア（BCS）とは。
	②	高繊維型減量食の問題点。
	③	減量における運動の効用とは。
	④	肥満猫における絶食の危険性について。

問 題 21

ボディ・コンディション・スコア（BCS）の判定に用いられる主要部位の正しい組み合わせはどれか。

① 腰部、腹部、首周囲

② 腰部、肋骨、首周囲

③ 腰部、腹部、大腿部

④ 腹部、肋骨、首周囲

⑤ 腰部、腹部、肋骨

（解答は P.175）

第6章　疾病と栄養

2 肥満関連の疾患

学習目標

① 猫の糖尿病（タイプⅡ）と肥満との関係について学習する。

② 慢性心不全（鬱血性心不全）と肥満との関係について学習する。

③ 犬の慢性呼吸器疾患と肥満との関係を理解する。

④ 犬の高脂血症と肥満との関係を理解する。

1 糖尿病

糖尿病は血糖値（血中グルコース濃度）が上昇し、グルコースが尿に出るのでこの病名がつけられた。

表6-3は、ヒト、犬、猫に共通する臨床症状（A）と、ヒトには起こるが犬・猫には見られない症状（B）とを示す。これらの症状は、直接的には血糖値の上昇によるが、その上昇は膵臓ランゲルハンス島（膵島）（図6-4）のB細胞から分泌されるインスリンの量、またはその効果の低下が原因である。

1）糖尿病のタイプ

治療に当たって、食後にインスリン投与が必要なタイプの糖尿病をインスリン依存性（タイプⅠ）、食事管理だけでインスリン投与を必要としないタイプをインスリン非依存性（タイプⅡ）という。

犬は、ほぼ100％がインスリン依存性糖尿病（IDDM；insulin-dependent diabetes mellitus）で、インスリン分泌不足によりエネルギー源のグルコースや、タンパク質構成素材であるアミノ酸の細胞内取り込みが不足する結果、ガリガリに痩せていく。このタイプは肥満とは無関係である。

表6-3　糖尿病の臨床症状

(A) ヒト・犬・猫共通	(B) ヒトには起こるが犬・猫には見られない
① 多飲多尿	① 脳梗塞
② 体重減少	② 心筋梗塞
③ 食欲不振	③ 腎不全
④ 元気喪失	④ 失明
⑤ 嘔吐	⑤ 断脚（下肢の壊死）
⑥ 黄疸	

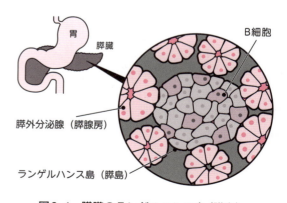

図6-4　膵臓のランゲルハンス島（膵島）

一方、猫の糖尿病は30〜50％がインスリン非依存性糖尿病（NIDDM：non-insulin dependent diabetes mellitus）で、このタイプはよく肥えて一見健康そうなので、米国では「ハッピー糖尿病」と呼んでいる。

インスリンの働きが悪いため、通常より多くのインスリンを分泌しなければならず、その結果インスリン産生機能が失われ、インスリンを分泌できない「依存性」に移行する場合もある。

さらに、猫にはタイプⅢの一過性糖尿病がある（12〜20％）。ただし、これは厳密には糖尿病といえず、不注意にインスリンを注射すると危険なレベル（＜70mg/dL）の低血糖に陥ることがある。

NIDDMで、正常に分泌されたインスリンの働きが悪い原因として

①皮下や腎臓周辺の貯蔵脂肪がインスリンを吸収してしまう
②ストレスが血糖値を上昇させる
③性ホルモンがインスリンの働きを妨害する

などが考えられている。

実際、動物病院に来るたびに血糖値が高くなる犬や猫がいるし（②）、発情のたびに糖尿病の症状を呈する犬が、不妊手術によって治った例もある（③）。

糖尿病の発生率は犬が200頭に1頭、猫は600頭に1頭といわれたが、最近は猫の発生率が増加して犬とほぼ並んだ。

猫で発生率が低かったのは診断の困難さにも原因があり、猫の糖尿病の診断と治療は、いまなお容易ではない。

2）糖尿病の治療

1日1〜3回のインスリン注射と食事療法に尽きるが、減量のためには適度な運動も欠かせない。NIDDMの肥満猫は、食事療法で体重をコントロールするだけで治癒する場合がある。

食事療法に用いる食事は、高繊維・低エネルギーのドライフードが適している。セミモイストフードには糖が添加されている場合があるので、避けるほうがよい。しかし、すでに削痩が始まっている場合は高エネルギー食がよい。高齢の犬・猫では、腎機能の低下を考慮してタンパク質の過剰は避けるほうがよい（P.120〜121参照）。

糖尿病の治療には、栄養管理を含めた種々の判断が必要であり、獣医師の指示に従って対応することが大切である。

3）猫の糖尿病と炭水化物

犬と異なり、厳格な肉食動物の猫に高炭水化物食を与えると、肝臓にアミロイドが沈着して糖分を放出し、NIDDMを誘発する危険性があるとされている。

また、猫では易発酵性炭水化物（P.10〜11参照）の給与もリスクを高めるとの報告があり、この意味でも猫に対する高炭水化物食の給与は避けるほうが無難である。

2 慢性心不全（鬱血性心不全）

慢性心不全の原因は多様であるが、いずれも肥満との関係が深い。

大型犬は拡張型心筋症、小型犬は僧帽弁閉鎖不全症、猫は肥大型心筋症が多い傾向にあるが、いずれも完治は難しく徐々に悪化する。

心不全の持続により循環血液量が増加し、臓器が鬱血している状態を鬱血性心不全という。

> **用語解説**
> **ランゲルハンス島（膵島）**：膵臓は内分泌腺と外分泌腺からなり、前者は後者の海に浮かぶ島のように見えるのでランゲルハンス島、または膵島と呼ばれる。
> 膵組織の90％以上が外分泌腺で、膵島にはA、B、D、Fの4種類の内分泌細胞がある。
> **インスリン**：血液から筋肉、脂肪組織および肝細胞内へのグルコースおよびアミノ酸の取り込みを促進するペプチドホルモン。
> **アミロイド**：特殊なタンパク質性繊維の重合物。

2 肥満関連の疾患

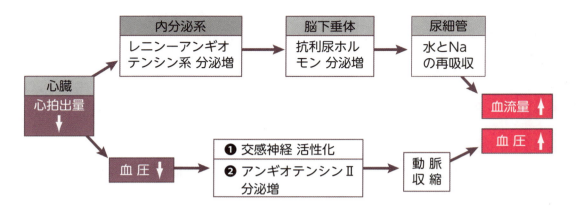

図6-5　心機能低下に対する体液量・血圧両面での生理的代償

1）食事管理

慢性心不全における食事管理には2種類ある。減量のための食事管理と、心機能の増悪防止のための食事管理である。

（1）減量のための食事管理

減量のためには食事制限と、適度な運動を課すことが望ましいが、重度の慢性心不全では基本的に運動禁止である。病勢が軽度の場合のみ軽運動（1日2回程度の散歩）が可能である。

（2）心機能の増悪防止が目的の食事管理

心機能の低下とは、要するに心臓から拍出される血液量（心拍出量）の低下である。

ナトリウム（Na）は、細胞外液量や体液浸透圧の維持に不可欠で、そのため、①Na摂取量と、②腎臓を介しての水およびNa排泄を適切にコントロールしなければならない。

図6-5に示す体液量・血圧両面での生理的代償は、初めは有効に機能するが、心臓に負担をかけるため、慢性化すると逆に心不全の増悪因子となる（心不全の悪循環）。また、尿細管からの水とNaの再吸収亢進は循環血液量を増加させ、鬱血症状を助長する。

表6-4　ナトリウムが多い食材と少ない食材（例）

高Na食材		
●パン	●チーズ	●ウィンナー
●ロースハム	●レバー	●コーンビーフ
●かまぼこ	●さつま揚げ	●はんぺん
●全卵	●しらす干し	●コンソメ

低Na食材		
●牛肉	●兎肉	●鶏肉
●馬肉	●子羊肉	●淡水魚
●トウモロコシ	●米	●燕麦

2）低ナトリウム食

通常のドッグおよびキャットフードのNa含量は0.45～0.9g/100gDMであるが、慢性心不全用に推奨されるNa制限食のNa含量は0.1～0.2g/100gDMを含む。

したがって、市販の心不全用療法食を利用するか、または、表6-4に示す低Na食材を用いてホームメイドしなければならない。

猫では、心筋におけるタウリン欠乏の可能性を考慮して、タウリンも補給する。

3）鬱血性心不全の治療

鬱血性心不全の治療には、細胞外液量を減少させるため、①低Na食の給与、②利尿剤の投与、③ジギタリス系強心剤の投与、などを行う。

鬱血軽減効果は①と②の併用が最も強いが、高窒素血症などの副作用があり得る。その場合、従来は利尿剤の休薬が普通であったが、最近では利尿剤の休薬よりも低Na食を普通食に戻すケースが増えている。延命効果に大差がないため、動物福祉の観点から、低Na食にこだわる必要はないとの考えによる。

本疾病の治療に際しては、獣医師の判断が非常に大切であり、獣医師の指示に従う必要がある。

4）食事管理の開始時期

ヒトの慢性心不全では、無症状の初期からNa摂取量を4g/日程度に制限し始め、病勢の進行と共に制限を強めるのが原則である。しかし、犬・猫ではNa制限がその後の病勢の進行を抑制し、QOLを改善したという確証が得られていないことや、低Na食は嗜好性が低いため、実施しようにもできない場合がある。

5）心臓性悪液質

心不全が末期段階になると異化作用が亢進し、ガリガリに痩せた悪液質という病態に陥る。

これはヒポクラテスの時代から知られ、「慢性心不全に起因する重度な慢性栄養障害」と定義されている。原因として、①呼吸障害に伴う呼吸筋の酷使や睡眠不足による消耗、②鬱血が腸管に及ぶための養分吸収阻害、③交感神経の持続的緊張、④サイトカイン活性化によるエネルギー消費促進ならびに生体タンパク質の異化促進などがあげられる。

高脂肪・高エネルギー食を頻繁に（3〜6回/日）経口または経腸（チューブ）給与するが、この病態を薬物や食事療法で改善または抑制するのは困難である。

❸ 犬の慢性呼吸器疾患

犬の肥満は慢性呼吸器疾患を悪化させる要因になる。症候性肥満にしろ、単純性肥満にしろ、肥満の原因を突き止めて適切な治療を行い、減量に努める。

慢性気管支炎をもつ肥満犬が、5%の減量だけで肺機能検査の結果と症状の改善を期待できる。しかし、たとえば減量だけで咳を止めることは困難で、根治のための薬剤投与や、非特異的な気道刺激物質（室内での喫煙、香料など）の除去を並行して実施する必要がある。これらの処置については、獣医師の判断に従うことが大切である。

❹ 高脂血症（脂質異常症）

血中脂質、特にコレステロールが増加する症状を高脂血症（脂質異常症ともいう）という。

多くは甲状腺機能低下、副腎皮質機能亢進、膵炎、肝障害、糖尿病などに伴って生じるが、肥満との関連も認められる。

食事管理としては、低脂肪の減量食や減量プログラムが適用できる。

用語解説 **サイトカイン**：細胞から放出され、免疫や抗腫瘍作用など、細胞間の相互作用を媒介する物質（多くは糖タンパク質）の総称。

Point **伴って生じる**：遺伝的に高脂血症が生じやすい品種もある（例：ミニアチュア・シュナウザー種）。
このような犬には低脂肪食を一生与えるしか方法はない。

第6章 疾病と栄養

2　肥満関連の疾患

> **復　習**
>
> ① 犬の糖尿病（IDDM）と、猫の糖尿病（NIDDM）の違いについて。
> ② 猫に対する高炭水化物食給与の危険性について。
> ③ 心機能の増悪防止目的の食事管理とは。
> ④ 心疾患に付随する悪液質の食事管理について。
> ⑤ 犬の慢性呼吸疾患ならびに高脂血症の発症要因と食事管理について。

問 題 22

糖尿病に関して正しい記述はどれか。

① 多飲多尿、タンパク尿が認められたら糖尿病である。

② 糖質代謝異常を示すが、脂質やタンパク質代謝には影響がない。

③ 糖尿病はインスリンの過剰症といえる。

④ 糖尿病はインスリンの相対的不足により生じることもある。

⑤ 糖尿病の治療には必ずインスリン治療が必要である。

(解答はP.175)

3 栄養不均衡性皮膚症

学習目標
① タンパク質・アミノ酸の不均衡による皮膚症について学習する。
② 脂肪酸の不均衡による皮膚症について学習する。
③ ビタミンの不均衡による皮膚症について学習する。
④ ミネラルの不均衡による皮膚症について学習する。

1 栄養関連性皮膚疾患

皮膚疾患は大別して栄養関連性と非栄養性とに分けられる（図6-6）。

栄養関連性皮膚疾患は、栄養の不均衡（インバランス）による皮膚症と、食物アレルギーとに分けられる。

一方、非栄養性皮膚疾患には、アトピー、蚤食いアレルギー、その他がある。ここでは栄養関連性皮膚疾患中の栄養不均衡性皮膚症について概説する。

1）タンパク質・アミノ酸の不均衡

体毛を構成するタンパク質ケラチンは、含硫アミノ酸のシスチン（システイン）が特異的に多い。タンパク質または含硫アミノ酸が不足すると、体毛の乾燥や光沢の喪失、脱毛、角化異常、表皮・皮脂腺の異常などが起こる。

皮膚のバリアー機能が失われるため、細菌の二次感染が生じやすい。しかし、今日ではタン

用語解説　アトピー：遺伝的・体質的な過敏症をアトピー（atopy）という。犬では「かぶれ」などの慢性湿疹である。遅効性のⅣ型アレルギーに類似するがIgE値の上昇があり、Ⅰ型アレルギー疾患との合併症が多い。

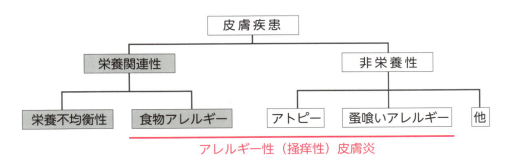

図6-6　皮膚疾患の分類

パク質欠乏や栄養失調による皮膚症は、まれである。

2）脂肪酸の不均衡

犬・猫における脂肪酸欠乏は、皮膚の異常を伴う。重度の乾性脂漏症や脱毛が生じ、なでるだけで毛が束になって抜け落ちる。

これは、植物油またはリノール酸単独の経口・非経口投与、あるいは外用によって急速に回復する。

皮膚での必須脂肪酸（EFA）の重要な機能は、表皮角質包の脂肪部分へのリノール酸の供給で、EFAが不足すると表皮を通しての水分喪失が増加する。

3）ビタミンの不均衡
(1) ビタミンA

ビタミンAは、皮膚に対してはその角質化と、毛球の活性化に影響する。ビタミンA反応性皮膚症は、コッカー・スパニエル種に最も多く、ラブラドール・レトリーバー種やミニチュア・シュナウザー種にも見られる。

成犬に多発し、胸部と腹部の側面が好発部位で、しばしば耳垢性外耳炎と、体毛の発育不全が認められる。

(2) ビタミンE

ビタミンEは、細胞膜リン脂質中のポリエン脂肪酸の過酸化を防ぐ（P.17、30参照）。

マグロの赤身をビタミンEの補給なしに猫に多給すると、ビタミンE欠乏が自然発生するが、その臨床徴候には皮膚症は含まれない。

一方、犬ではビタミンE欠乏の自然発生例はないが、実験的発症例では乾性脂漏症などの皮膚病変が認められる。

(3) ビタミンB群

犬・猫におけるビオチン、リボフラビン（B_2）、ピリドキシン（B_6）、ナイアシンの実験的欠乏は、脱毛や乾性脂漏症を誘発する。

ビタミンB群欠乏性皮膚症は、EFAにより軽減され、その逆もあり得る。

4）ミネラルの不均衡
(1) 銅（Cu）

銅欠乏は子犬・子猫に多発し、皮膚症状は体毛の色素欠乏あるいは消失、光沢の消失、および粗剛化である。銅の吸収と利用は亜鉛によって阻害されるので、亜鉛が多いほど銅の要求量が増加し、欠乏しやすくなる。

(2) 亜鉛（Zn）

皮膚には亜鉛が多く、亜鉛欠乏性の皮膚炎は急速成長中の子犬に多発する。成犬では発生頻度が低い。グレート・デーン種、ドーベルマン種、ジャーマン・シェパード種、ビーグル種、プードル種、ラブラドール・レトリーバー種等が好発犬種である。

顔面、頭部、四肢遠位端および皮膚／粘膜境界部に紅皮症や脱毛が見られ、足底肉球の肥厚や亀裂も認められる。

カルシウム含量が高く、フィチン態リン（**図1-33参照**）が多い、低脂肪・低EFAの食事は亜鉛欠乏を生じやすい。また、EFAが少ないと亜鉛の吸収が悪化する。

乾性脂漏症：表皮や毛包上皮などの角質異常中で乾燥性のもの。
表皮角質包：水分や他の栄養素の喪失を防ぐバリアーとして働く。

復 習	① 体毛タンパク質（ケラチン）の特徴について。
	② 皮膚での必須脂肪酸（EFA）の機能とは。
	③ 皮膚におけるビタミンAの機能とは。
	④ 亜鉛と銅、および亜鉛と必須脂肪酸の関係について。

問 題 23

犬・猫において、その欠乏がビタミンB群欠乏性皮膚症と無関係なのはどれか。

① チアミン（B_1）

② リボフラビン（B_2）

③ ピリドキシン（B_6）

④ ビオチン

⑤ ナイアシン

（解答はP.175）

第6章 疾病と栄養

4 食物アレルギー（食物過敏症）

学習目標
① 食物アレルギーの原因について理解する。
② アレルギー反応について理解する。
③ 食物アレルギーの食事療法について学習する。
④ ポリエン脂肪酸療法について学習する。

一般に、摂取した食物に対する有害反応には食物アレルギー（食物過敏症）と食物不耐性とがあり、食物不耐性は免疫反応とは無関係である。

食物アレルギーは、食事中の1種類またはそれ以上の抗原（アレルゲン）が原因で生じる。しかしアレルギー性皮膚炎がすべて食物アレルギーとは限らず、ハウスダストマイト（ダニ）や花粉の吸入に起因する吸入性アレルギーや蚤喰いアレルギーもある。

米国での調査では、ペットの皮膚炎中10％がアレルギー性で、そのうちの23～62％が食物アレルギーであった。

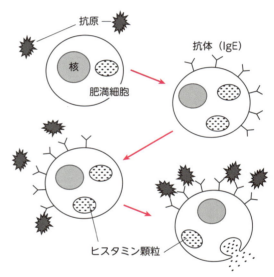

図6-7　Ⅰ型アレルギー反応

1 アレルギー反応

アレルギー性皮膚炎には、計4型あるなかのⅠ型とⅣ型のアレルギー反応が関与している。

1）Ⅰ型（即時アレルギー反応またはアナフィラキシー）

食物アレルギーは、アレルゲンとなる原因物質に対する免疫反応により生じ（図6-7）、抗体として免疫グロブリンE（IgE）が関与している。

1回目の抗原感作でリンパ球のB細胞から分泌されたIgEが肥満細胞の表面に接着し、2回目の抗原感作後10～20分で肥満細胞からヒス

アレルギー：allergy。本来は生体を防御するはずの免疫反応において、生体にマイナスの作用が生じる現象をアレルギーという。
肥満細胞：マスト細胞ともいう。ヒスタミン等を産生する細胞で血管周辺や皮膚、粘膜周辺などに広く分布し、表面にIgE受容体をもつ。

免疫反応とは無関係：お酒に弱い人は「アルコール不耐性」である。

タミン（表1-8参照）やアナフィラキシー遅反応性物質（SRS-A）などの炎症物質が放出され、痒みや炎症などの症状が出る。

ヒスタミンには種々の生理・薬理作用があるが、副作用として激しい痒みを与えるため、アレルギー性皮膚炎は掻痒性である。

患者は目に見えるほどの炎症が生じる前に激しい痒みを感じて皮膚をかきむしるため、二次症状として脱毛・赤発し、細菌の感染を伴うこともある。炎症の好発部位は、犬では足、腕、鼠径部、猫では頭、首、耳である。発症は1歳未満が多い。

2）Ⅳ型（遅延型アレルギー反応）

抗原に感作してから24～48時間後に、感作リンパ球（T細胞）が病変組織内に浸潤して生じるアレルギー。

通常、即時型のⅠ型アレルギー反応に続いて発症する。

2 食事療法

アレルギー性（掻痒性）皮膚炎の対症療法としては、抗ヒスタミン剤の投与とコルチコステロイドの塗布が一般的であるが、体質改善や食事療法も重要な治療法である。

1）アレルゲン除去食

これは食物アレルギーの確定診断と、診断確定後に与えられる食事である。食物アレルギーは、吸入性や蚤喰いアレルギーなど他の掻痒性皮膚炎の可能性を排除した後に、初めて診断が確定する。

厳密な確定には、以下の点についての確認が必要である。

① アレルゲン除去食では発症しないことの確認

② アレルゲン含有食（発症時に食べていた食事）では発症することの確認

③ アレルゲンの同定

確認を簡略化するにしても、①は欠かせない。そのためには、普段ペットが口にしないタンパク質源（マトン、ポテトなど）を含む食事を4日～10週間与えて発症しないことを確認する必要がある。しかし、最近は非アレルゲンタンパク質を見つけるのが困難な状況のため、タンパク質源を変えて反復実施する必要がある。

アレルゲン除去食を与えて掻痒性皮膚炎が発症しなければ、原因として、食物アレルギーであった可能性が高まるが、その確認には、②が必要である。

アレルゲン除去食は市販されているが、できればホームメイドのほうがよい。米国では、食物アレルギーのペットの約20％は市販のアレルゲン除去食でもアレルギーを起こしたという報告がある。しかしながら、飼い主が非アレルゲン食材を探し出し、2ヵ月以上も同じ食材で栄養学的に満足な、嗜好性の高い食事をつくり続けることは決して容易ではない。

2）ポリエン脂肪酸療法

これは、アレルギー性皮膚炎全般に対する食事療法であるが、最近は慢性腎臓病など、ほかの炎症を伴う疾病にも応用されている。

（1）エイコサノイドの炎症作用

表1-5に示したように、多価不飽和（ポリエン）脂肪酸から生じるプロスタグランジン（PG）、

アナフィラキシー：anaphylaxis。IgEが関与する即時型過敏症。局所性と全身性とがあり、全身性の反応が強い場合はショック死することもある。
コルチコステロイド：コルチコイドともいう。副腎皮質で合成されるステロイドホルモン、および類似の作用をもつ化学合成物質の総称。

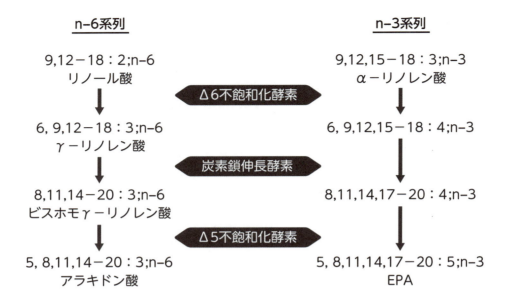

図6-8　n-6系列とn-3系列の代謝拮抗

ロイコトリエン（LT）、トロンボキサン（TX）などのエイコサノイドのいくつかはアレルギー性皮膚炎に関係する炎症物質で、LTは前述したアナフィラキシー遅反応性物質（SRS-A）の一つである。

しかし、炎症作用の強さはn-6系列とn-3系列とで異なり、アラキドン酸から生じるエイコサノイドはEPAから生じるものより炎症作用が著しく強い。

たとえば、LTB_4はLTB_5より3～100倍も炎症作用が強い（ただし、同じn-6系列でもビスホモγ-リノレン酸由来のオータコイドはアラキドン酸由来のものより炎症作用が弱い）。

(2) n-6系列とn-3系列の拮抗

図1-9および図6-8に示すように、n-6系列のリノール酸からアラキドン酸までの代謝に関係する6位および5位炭素不飽和化酵素（Δ6、Δ5）と炭素鎖伸長酵素（CE）は、n-3系列のα-リノレン酸からEPAまでの代謝に必要な酵素と共通で、しかも同じ順番で作用する。

したがって、n-6系列とn-3系列のポリエン脂肪酸の代謝は拮抗的であり、n-6系列が多すぎるとこれらの酵素がその代謝にとられてしまうため、n-3系列の代謝が抑制される。

(3) n-6：n-3比

本来、n-6系列とn-3系列のポリエン脂肪酸は、まんべんなく供給されるのが望ましい。

ヒトの場合、肉食中心の食事ではn-6：n-3の比率が30：1くらいになってしまうため、魚介類の摂取を増やして、この比を5：1程度にするのが理想とされており、犬・猫でも同様と考えられる。

食物アレルギーに関しては、n-3脂肪酸が多い魚油やα-リノレン酸が多いエゴマ油やアマニ油などを患部に塗布したり、カプセルで投与したりする療法が従来からあった。

最近では、n-6：n-3比を調節した療法食が市販されている。

復　習	① アナフィラキシーとは。
	② アトピーとは。
	③ 食物アレルギーの確定診断について。
	④ n-6系列とn-3系列エイコサノイドの炎症作用について。

問題 24

犬のアレルゲン除去食として最も適しているのはどれか。

① 主要タンパク質源として鹿肉を使ったドッグフード

② 牛肉を主体としたドッグフード

③ 米濃縮タンパク質を使ったドッグフード

④ 卵を除去したドッグフード

⑤ すべてのタンパク質を加水分解したドッグフード

（解答はP.175）

第6章 疾病と栄養

5 消化器疾患

学習目標
① 消化器疾患の一般症状と対症療法について学習する。
② 経腸栄養および非経腸栄養について学習する。
③ 広義の消化器官には消化管群と消化腺群があることを理解する。
④ 主な消化器疾患の栄養管理について学習する。

1 一般症状と対症療法

消化器疾患は多くの場合（犬には特に多い）食欲不振、体重減少、嘔吐、下痢などの症状を呈する。

1）食欲不振

食欲不振には軽度と重度がある。犬では代謝エネルギー（ME）を単位として体重kg当たり30kcal以上、猫では同じく40kcal以上を供給するだけの食事を摂取しない場合を軽度、または部分的食欲不振という。

一方、犬・猫とも3日間以上どんな食事も食べようとしない場合を重度、または完全食欲不振という。しかし、しばしば猫で見られるように、食事を変えれば食べるようなケースは病的とはいえない。

病的な食欲不振は、ほかの疾病や痛みに伴って生じることが多い。その場合、疾病が治癒し、痛みが軽減するにしたがって食欲は回復する。疾病や痛みが軽ければ、食事に匂いや味のよい嗜好物（動物性油脂や肉汁など）を添加して食欲を増進させることもできる。

2）嘔吐

24〜48時間の絶食と補液で嘔吐を制御し、脱水や電解質、酸−塩基平衡の失調（すなわち体液pHの異常）を回復させる。

次いで、吸収されやすく刺激の少ない低脂肪食を1日5〜6回から始め、数日かけて2〜3回に減らす。

嘔吐が続く場合は、各種の制吐剤を使うが、嘔吐の合間に流動食を少しずつ与えるほうが、胃と腸管の機能回復は早まることがある。

3）便秘

便秘は主として腸管の**蠕動運動**（ぜんどう）が低下することにより生じる。したがって、蠕動を活発化させるため繊維含量の高い食事を給与することが有効である。

便秘の予防には、犬では繊維の多い燕麦や大麦を食事に添加することや、猫では少量（約5mL）のワセリンを週1回以上経口投与することが有効とされている。

用語解説 **蠕動運動**：消化管の輸送運動。消化管内容物を口側から肛門方向へ移動させるための収縮運動。

4）下痢

　下痢は結腸内への水分分泌増加、または結腸からの水分再吸収の減少により生じるが、その原因は多様である。

　すなわち、①病原性細菌やウイルスの感染、②小腸や膵臓疾患、③食物アレルギーが胃腸症状として現れる場合、④食物不耐性（P.138参照）、などがある。根治療法としてはこれらの原因を除去する以外にない。

　下痢の動物には、消化のよい食事を少量ずつ1日3〜5回に分けて与える。脱水症状が見られたら、経口または非経口補液によって下痢で失われた水分および電解質を補給しなければならない。原因不明の下痢が長期に続く場合は、食事を変えるのも一つの選択肢といえる。

2　経腸または非経腸栄養

　消化器の疾患を治すことが根治療法であるが、その間の養分補給も重要である。

　また、重い疾病や傷害で入院中の動物が重度の食欲不振に陥った場合、短期間で自発的な食欲増進を期待できないため、治療と平行して強制的に養分補給しなければならない。

　このような場合、通常は胃チューブ、または鼻／胃チューブ（経鼻カテーテル）を用いての経腸栄養が行われる。経腸栄養食は、チューブを容易に通過できるよう均質化した流動食で、種々のタイプのものが市販されている。

　病気や傷害が重篤で、代謝が異化（分解）に傾いている時期のエネルギー源としては、炭水化物よりも脂肪が適している。したがって、エネルギーの60〜90％が脂肪から供給され、エネルギーに釣り合う量の良質タンパク質またはアミノ酸混合物、電解質、ビタミン、微量ミネラルが含まれている。

　経腸栄養食は、1日に30kcal/kg体重（犬）または、40kcal/kg体重（猫）を数回に分けて供給し、それでも体重が減少し続ける場合は5kcal/kg体重ずつ増量するのが基本である。

　チューブを設置できない場合、経腸栄養食を注射器で投与することもできる。歯や歯茎の横の頬嚢内に注射器の先端を挿入し、咽頭部に流しこむ。

　しかし自発的な嚥下を期待できず、チューブも設置できない場合は栄養液を静脈内に注入し（非経腸栄養）、経腸栄養が可能になるまで生命を維持しなければならない。そのための**静脈内注入用栄養液**も市販されている。

3　主な消化器疾患

　広義の消化器官には、消化管群と消化腺群（唾液腺や**膵外分泌腺**など）が含まれる。

　膵臓の疾患も広義の消化器疾患である。

1）膵炎

　膵炎は中年の肥満した犬に生じやすく、炎症を小さくする以前に膵外分泌を抑制し、負担を軽くしなければならない。

　そのためには低脂肪・低タンパク食を少量ずつ等間隔で頻繁に（4〜6回/日）給与するのがよい。しかし、膵炎ではしばしば罹患後3日〜2週間も激しい嘔吐が続き、経口的な治療や給餌ができないことがある。その場合、とりあえず非経腸（静脈内）栄養で生命を維持し、嘔吐が治まったら経腸（チューブ）栄養、さらには通常の食事へと切り変える。

　なお、膵炎は再発しやすいので、治癒後も低脂肪食を規則正しい間隔で与える必要がある。通常は、糖尿病や腎不全を含む各種合併症のため、完治は困難である。

静脈内注入用栄養液：エネルギー源（主としてグルコース）、タンパク質またはアミノ酸、ビタミンB群、ミネラル等を含む。
膵外分泌腺：図6-4参照。

2）胃炎

慢性・急性とも24〜48時間の絶食と補液で嘔吐を制御し、脱水や電解質の失調を回復させる。次いで、吸収されやすく刺激の少ない低脂肪食を1日5〜6回から始め、数日かけて2〜3回まで減らす。

3）小腸疾患

(1) 出血性胃腸炎

若いトイ種やミニチュア種の犬に多く、血液を含む下痢を特徴とする。細菌性毒素や食事の関与が示唆されているが、原因は不明である。

給餌法は胃炎と似ているが、食物アレルギーが刺激因子となる可能性を考慮して、タンパク質源は過去にあまり食べたことのないもの（魚肉、鹿肉、兎肉など）がよい。

最近の傾向としては、米、羊、大豆は上位にランクされている。

(2) 犬パルボウイルス腸炎

3〜8ヵ月齢子犬に多いパルボウイルス腸炎は、激しい嘔吐を伴う点で膵炎と似ており、やはりその間は経口的な治療や給餌が困難である。とりあえず絶食と補液で嘔吐を抑制し、治まったらチューブで流動食を経腸投与する。

ただし、この場合は特に低脂肪である必要はない。膵炎と同様に、便が完全に正常に戻るまであまり多くを給与してはいけない。

(3) 炎症性腸疾患

犬・猫では嘔吐や下痢の最もありふれた原因となる疾患である。胃・腸管粘膜に炎症が見られるのが特徴で、炎症は犬では小腸と大腸、猫では胃と小腸に生じやすい。

治療には薬物療法と食事療法が併用され、食事療法に適するのは、脂肪含量が12〜15％DM（犬）または、15〜22％DM（猫）の、消化がよい食事である。

鹿肉、兎肉、魚肉など新奇タンパク質源を含み、繊維含量が比較的高め（5〜15％）のものがよい。最初は少量頻回給与し、臨床症状が改善したら給餌回数を減らしていく。

(4) リンパ管拡張症 およびタンパク質漏出性腸炎

通常は炎症性腸炎や消化管リンパ腫に続発し、犬・猫ではタンパク質喪失の最大原因である。食事療法として、低脂肪（犬＜10％、猫＜15％）、高タンパク質（犬＞25％、猫＞35％）、高炭水化物（繊維は適度）とし、重度のタンパク質喪失症ではタンパク質含量をさらに増やすため、ゆで卵の白身を加えるのもよい（脂肪の多い黄身は除く）。

(5) 小腸内細菌過剰増殖症

小腸内細菌数の異常な増加を特徴とし、慢性小腸下痢の大半に本症が認められる。

抗生物質の投与と並行して、乳糖を含まず、低脂肪で消化のよい食事を少量ずつ頻回給与する。

(6) 短小腸症候群

腫瘍、腸捻転、腸重積、真菌感染症などの手術で小腸を70％以上切除したあとに起こる吸収不良症候群である。乳糖を含まず、脂肪含量12〜15％DM（犬）または、15〜22％DM（猫）で、消化のよい食事を少量頻回給与する。

缶詰よりもドライフードのほうが、胃の滞留時間が長いので適している。必要エネルギーの70％以上を経口的に摂取できるまでは、非経口栄養補液も欠かせない。

用語解説　パルボウイルス：Parvovirus。腸内ウイルス科に属する最小の動物DNAウイルス。

4）大腸疾患

(1) 大腸炎

慢性と急性とがあり、急性大腸炎は3〜4日で完治する。犬や猫の慢性大腸炎は、多くが前項の炎症性腸疾患に起因する。したがって、その場合の食事療法が適用できる。しかし症状の程度は多様で、特にボクサー種の犬には潰瘍性腸炎と呼ばれる重度な症状がある。

(2) 特発性巨大結腸

長期の神経性便秘に起因し、猫に多く、犬では、まれである。

食事の繊維含量を増加する程度では、結腸の運動性は回復されず、内科的治療（緩下剤投与や浣腸など）に加えて外科的治療（結腸の一部切除など）が必要になる。

復　習

① 消化器疾患の一般症状と対症療法について。

② 経腸栄養および非経腸栄養について。

③ 膵炎と胃炎の栄養管理について。

④ 小腸および大腸疾患の栄養管理について。

問 題 25

次の記述中、正しいのはどれか。

① 完全食欲不振の猫でも食事を変えれば食べ始めることがある。

② 嘔吐が続く限り、どんなときでも流動食を与えてはいけない。

③ 静脈内注入用栄養液の主要エネルギー源は脂肪である。

④ 経腸栄養食は、犬では1日に30kcal/kg体重を数回に分けて与え、それでも体重が減少し続ける場合は5kcal/kgずつ増量するのが基本である。

⑤ 膵炎と犬パルボウイルス腸炎は共に嘔吐が激しく、低脂肪食が適する。

（解答はP.175）

6 肝臓疾患

学習目標
① 肝炎や肝硬変の症状について学習する。
② 犬の肝炎の栄養管理について学習する。
③ 肝硬変の栄養管理について学習する。
④ 猫の脂肪肝および胆肝炎の栄養管理について学習する。

　肝臓は物質代謝の中心であり、それだけに余力や再生能力が大きい。肝臓が沈黙の臓器といわれるのは、障害が表に出にくいためである。
　ひとたび肝炎や肝硬変になると、黄疸、出血傾向、腹水、肝性脳症、門脈圧亢進などの症状が現れる。

1 肝機能検査と確定診断

　血液生化学検査によって肝機能に異常が見られた場合、真の肝疾患か、それともほかの疾患に伴って、肝機能に異常が生じただけなのかを判断するため、代謝機能別に確定診断を実施する。

2 栄養管理

　肝・胆道系疾患時における栄養管理の目標は、①正常な代謝過程を維持すること、②電解質異常を修正すること、③有害な代謝産物を蓄積させないこと、および、④肝細胞の修復・再生を妨げないことである。

1）犬の急性肝炎

　原因は多彩であるが、急性期は嘔吐が続いて経口的に給餌するのは難しく、高タンパク食では肝性脳症が起こり得る。そこで、輸液療法で体力を維持させ、食欲の回復と嘔吐・下痢の消失を待ってから、柔らかく消化のよい低タンパク質・高炭水化物食を与える。胆汁分泌の低下を考慮して脂肪をひかえる。
　炭水化物を主要エネルギー源とするのは肝臓内にグリコーゲンを蓄積させ、タンパク質に由来する肝性脳症の原因物質が増加するのを防ぐためである。給餌法も少量頻回給与がよい。
　回復期は肝細胞の再生のため、良質タンパク質と脂肪を含む高エネルギー・高ビタミン食を適量与える。

黄疸：胆汁色素のビリルビンが血流に入り、結合組織のコラーゲンなどを黄色に染める症状。
出血傾向：多くの血液凝固因子はビタミンKなどを基に肝臓で合成される。
腹水：心臓・腎臓・腹膜の障害でも腹水がたまり、肝障害起源であっても原因は多岐にわたる。
肝性脳症：肝障害によりアミノ酸から種々の原因物質が生じ、解毒機構の破綻により発症する。
門脈圧亢進：門脈の血流が阻害され、門脈圧が持続的に上昇する症状。

2）犬の慢性肝炎

本症の病態が進むと肝線維症から肝硬変へと移行し、肝性脳症や門脈圧亢進による腹水貯留が認められる。

その場合の食事管理は急性肝炎と同様で、併せてナトリウムを中程度に制限する。肝疾患には食欲不振が伴うため、少しでも食事の嗜好性を高める努力が必要で、ビタミンE、K、B群の補給も有効である。

慢性肝炎では銅の排泄が困難となり、肝細胞に銅が蓄積する病態（銅蓄積病）がある。ドーベルマン、コッカー・スパニエル、ある種のテリアに見られる遺伝的な銅蓄積（P.91参照）と、肝障害の結果としての二次的な銅蓄積とがある。銅を制限するには、レバーなどの内臓肉を与えないことが大切である。

3）肝硬変

肝性脳症の原因物質を減少させるため、1日・体重kg当たりのタンパク質摂取量を犬で2.0〜2.2g、猫では3.0〜3.5gに制限する。

可溶性および不溶性の食物繊維（P.10〜11参照）も、肝性脳症の原因物質を減少させ、症状の改善させる効果がある。

糖やデンプンは制限しない。ただし、肝機能低下のため、高血糖や高ガラクトース血症が起こる場合がある。その対策は食事を少量ずつ頻回給与することと、ガラクトースを含む牛乳などを与えないことである。

胆汁酸の不足は脂溶性ビタミンの吸収を阻害するので、特に血液凝固に関係するビタミンKの補給に注意する。

4）猫の脂肪肝（肝リピドーシス）

猫の脂肪肝は食欲不振または摂食不能に伴って生じ、肥満猫を絶食させる危険性についてはすでに述べた（P.128参照）。

脂肪肝では嘔吐しやすいため、初期治療としてグルコースとインスリンの同時点滴により遊離脂肪酸の動員を防ぐ。

嘔吐が消失したら、胃チューブまたは鼻／胃チューブ（経鼻カテーテル）を用いて経腸的に食物を給餌する。

肝性脳症を起こしていない限り20％DM程度の良質タンパク質を含む高エネルギー食（炭水化物40％、脂肪40％）がよい。通常、缶詰タイプの療法食に水を加えてミキサーにかけ、流動状にして太めのシリンジで1日数回、チューブから胃内に流し込む。

5）猫の胆管炎・胆管肝炎

最初に胆道の炎症が起き、それが胆管周辺の肝細胞に波及する疾患群で、猫の慢性肝疾患中では最も重要といえる。化膿性と非化膿性とがあるが、食事療法は脂肪肝（肝リピドーシス）のそれに準じて行う。

復　習

① 肝炎や肝硬変の症状について。
② 肝機能検査について。
③ 肝・胆道系疾患時の栄養管理について。
④ 肝炎・肝硬変・脂肪肝・胆管炎の栄養管理について。

6   肝臓疾患

問題 26

肝・胆道系疾患の栄養管理として正しいのはどれか。

① 犬の急性肝炎で黄疸がある場合は低タンパク・高脂肪食がよい。

② 犬の慢性肝炎で肝細胞に銅蓄積が認められる場合、レバーを与える。

③ 肝硬変では糖やデンプンを制限し、牛乳を十分に与える。

④ 肝硬変ではタンパク質を制限し、脂溶性ビタミンの補給に留意する。

⑤ 猫の胆管炎（胆管肝炎）では低エネルギー食を与える。

(解答はP.175)

7 慢性腎臓病

学習目標
① ネフロンについて構造と機能を理解する。
② 慢性腎臓病が老年病であることを学習する。
③ 慢性腎臓病の病期（ステージ）について学習する。
④ 慢性腎臓病の栄養管理について学習する。

1 ネフロン

腎臓の最小機能単位（腎単位）をネフロンという（図6-9）。ネフロンは1個の腎小体（マルピーギ小体）と1本の尿細管からなっている。

1）原尿の形成

糸球体は血管系と泌尿器系との接点で、腎動脈が輸入細動脈へと分岐して腎小体へ入り込み、約50本の毛細管に分かれて糸球体を形成する。糸球体はボーマン嚢という、空気が抜けて片側にひしゃげたゴムマリのような2重の細胞層に包まれている。

糸球体には血球やタンパク質などの巨大分子は通さない小孔が多数あり、血液から水分と小分子成分（アミノ酸、グルコース、電解質など）だけが濾過されてボーマン嚢に受け取られる。これが原尿である。

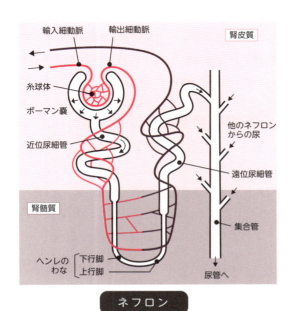
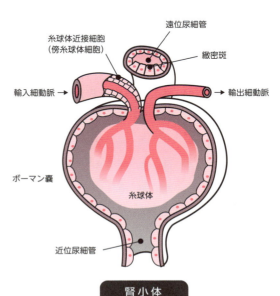

図6-9　ネフロンと腎小体

2）尿の形成

尿細管は腎小体に近い側から順に近位尿細管、ヘンレ係蹄またはループ、遠位尿細管、および集合管に分けられる（図6-9）。

尿細管は原尿成分の一部を再吸収したり、逆に血中成分を尿細管内に分泌したりして通常尿に変える。腎臓では大量に原尿が作られるが、実際に尿として排泄される量はごく一部で、犬では尿量は原尿量の0.4％程度にしか過ぎない。

❷ 腎不全

腎臓の機能は窒素老廃物を尿中に排泄し、体液および電解質の均衡を維持することであり、その機能が低下した状態を腎不全という。

1）急性腎障害（AKI）

急性腎障害（acute kidney injury：AKI）は毒物や感染によって突発的に生じ、適切な治療（解毒剤の投与、感染因子の除去、利尿等）により治癒することもある。

2）慢性腎臓病（CKD）

犬の死因の第一位は癌で、次いで心臓病が多い。一方、猫の死因は癌に次いで慢性腎臓病（chronic kidney disease：CKD）が多い。

一般に、加齢による腎機能の進行性不全によって尿素などの窒素老廃物の排泄が不調になり、尿毒症や多臓器不全を発症して死に至る。ネフロンは再生不能で、しかも症状が出たときはネフロンの大半が損なわれているため、完治することはない。ヒトの場合は人工透析という延命手段があるが、犬・猫ではこの手段は使えない。頻繁に全身麻酔をかけなければならないからである。栄養管理によって、病態の進行を遅らせるしかない。

❸ 慢性腎臓病の病期

通常、慢性腎臓病の病期（ステージ）は4期に分けられる。

第Ⅰ期：腎機能が正常の約半分に低下するが、血液検査では異常値が見られない。多飲多尿と尿比重の低下が認められる。

第Ⅱ期：腎機能が50〜30％に低下し、血清クレアチニン濃度（Cre）や血中尿素窒素（BUN）に軽度の上昇が認められ、排尿回数および飲水量、尿量が増加する。

第Ⅲ期：腎機能の低下がさらに低下し（30〜5％）、血清電解質（特にリン、カリウム）濃度の異常と、代謝性アシドーシス（P.96参照）が出現する。また、食欲不振、体重減少、脱水、口腔内潰瘍、嘔吐、下痢などの症状が見られる。

第Ⅳ期：尿毒症のステージで、ほとんど尿が出なくなり、本来は体外に排泄されるはずの老廃物が体内に蓄積する状態である。浮腫、嘔吐、痙攣、昏睡、やがて死に至る。

第Ⅳ期以外は栄養管理（食事療法）が重要な治療の一部になる。栄養管理の開始時期は早ければ早いほどよいが、犬・猫では第Ⅲ期からというケースが圧倒的に多い。

❹ 慢性腎臓病の栄養管理

1）タンパク質・必須アミノ酸

老犬・老猫の栄養管理として、タンパク質摂取制限に関する議論については第5章（P.120〜121）で述べた。腎機能が低下し始めてからのタンパク質摂取制限に議論の余地はない。

腎機能：正確には糸球体濾過率（GFR）。
第Ⅳ期以外：第Ⅳ期には補液、利尿剤、強心剤などで尿の生成を促すことが最優先される。

慢性腎臓病において推奨されるタンパク質の制限レベルは、犬では14〜15％DMで、全ME摂取量の11〜12％がタンパク質から供給される状態、猫では28〜30％DMで、全ME摂取量の19〜20％がタンパク質から供給される状態とされている。しかし、これらのレベルが真に「制限」といえるかどうかについては疑問が残る（P.120参照）。

2）尿毒症性悪液質

腎不全が進行すると尿毒症性悪液質に陥りやすい。単なる栄養不足ではなく、基礎疾患のために栄養素の代謝が妨げられた状態で、削痩が激しい。

食欲が失われない間は高脂肪・高エネルギーでバランスのよい食事を少量ずつ、頻回（3〜6回/日）給与する。食欲が失われたら、経腸または非経腸栄養を考慮する。

3）ナトリウム摂取量と脱水

慢性腎臓病では、糸球体の機能低下によってナトリウム（Na）の濾過が不十分になり、血中Naが増加して細胞外液量と血圧の上昇をもたらす（図6-5参照）。

高血圧は慢性腎臓病の増悪因子の一つであるが、Na摂取量を制限しすぎてもいけない。逆に細胞外液量が減少して脱水が生じる。また、尿細管からのNa再吸収も低下するため、持続的なNa利尿が生じて脱水を加速する。脱水も増悪因子の一つである。

慢性腎臓病におけるNa摂取量は病期によって異なり、その設定は非常に難しい。犬および猫の1日当たり推奨Na摂取量は、それぞれ0.1〜0.25％DMおよび0.2〜0.35％DMであるが、脱水の程度や血清Na濃度などを見ながら微調整する必要がある。

4）リン摂取量

リンの過剰は腎臓へのカルシウム沈着（石灰化）を促し、腎機能を一層悪化させる。

慢性腎臓病の犬および猫で1日当たり推奨されるリン摂取量は、それぞれ0.15〜0.3％DMおよび0.4〜0.6％DMである。

5）酸性物質（酸負荷）

体内では、さまざまな代謝過程で酸が生じるが、腎機能の低下によりこれらの酸が排泄されなくなると体液が酸性に傾き、代謝性アシドーシスになる。

腎不全が比較的軽度の場合は食事療法で酸の生成を抑え、アシドーシスをコントロールできるが、腎不全が進行するとそれができなくなる。その場合、重炭酸ソーダのようなアルカリ化剤の併用も考慮する。

6）n-3系列不飽和脂肪酸

進行性腎疾患では、炎症細胞の浸潤と活性化により炎症が生じ、犬では炎症の治療にα-リノレン酸やEPAが有効とされる。ただし、脂肪酸代謝が複雑な猫での有効性は不明である。

これらの栄養管理を含めた治療などの処置は、動物の状態をみての薬剤や療法食の利用などの対応が必要であり、獣医師の指示にもとづいて行うことが大切である。

第6章 疾病と栄養

7　慢性腎臓病

復　習	①	腎不全とは。
	②	急性腎障害と慢性腎臓病の違いについて。
	③	慢性腎臓病の病期（ステージ）について。
	④	慢性腎臓病の栄養管理について。

問 題 27

慢性腎臓病の栄養管理に関する記述で誤っているのはどれか。

①　タンパク質摂取量を制限する。

②　n-3系列脂肪酸の摂取を抑制する。

③　リンの摂取量を制限する。

④　ナトリウムの摂取量を制限する。

⑤　代謝過程での酸生成を抑制する。

（解答はP.175）

8 尿石症

学習目標

① 尿結石の形成要因について学習する。

② 犬と猫のストルバイト尿石について学習する。

③ シュウ酸カルシウム尿石について学習する。

④ ドライキャットフードのストルバイト尿石対策について学習する。

1 尿石と尿石症

尿路系（腎臓〜尿道口）に形成された結石を尿石といい、これにより発生する病態が尿石症である。尿石の存在部位により腎結石、尿管結石、膀胱結石、尿道結石に分けられる。

尿石の種類は動物種によりさまざまで、摂取している食物中ミネラルの種類と量に左右される。犬と猫には**リン酸マグネシウムアンモニウム**（ストルバイト：struvite）尿石と、**シュウ酸カルシウム**尿石が多い。

リン酸マグネシウム尿石やシスチン尿石も、わずかながら認められる。これらの尿石は腎臓内で形成され、尿流によって尿路を下降し、主に膀胱や尿道内に存在する。

2 犬と猫の尿石

通常、尿路内に生じる結石は直径数mm以下で、95％が無機質の結晶、5％は有機質の尿石核からなる。後者は脱落した粘膜上皮や壊死した組織片である。

雌と雄で結石形成率に差はないが、雌は尿道が太くて短いため、通常は雄で発症率が高い。ストルバイト尿石は、猫では1〜7歳、シュウ酸カルシウム尿石は8歳以上で生じやすい。また、猫のストルバイト尿石は食事との関連が深いが、犬のそれは、①尿素分解菌（ウレアーゼ産生菌）の尿路感染に付随して生じ、②食事との関連は薄く、③1歳未満の幼若犬にも比較的多い、などの違いがある。

犬では尿中にリン酸とマグネシウムが過飽和状態で存在するとき、尿素の分解によってアンモニアが生じると尿がアルカリ化し、ストルバイト結晶が形成される。

3 尿石の形成要因

一般に、尿結石の形成には以下のような条件が必要である。

① 尿中に結石を構成する無機および有機成分が多いこと。

② 結石の主要成分が結晶化すること。

③ 結石が十分に成長するまで排泄されないこと。

すなわち、尿pHと尿量が最大の要因である。

> **用語解説** リン酸マグネシウムアンモニウム：$MgNH_4PO_4 \cdot 6H_2O$
> シュウ酸カルシウム：$CaC_2O_4 \cdot H_2O$
> または、$CaC_2O_4 \cdot 2H_2O$

1）尿pH

尿pHは、2つの意味で重要である。

一つは結晶成分量に対する影響である。

ストルバイトの主成分はリン、マグネシウム、およびアンモニアであるが、実際に結晶をつくるのはリン酸イオン（PO_4^{3-}）、マグネシウムイオン（Mg^{2-}）、アンモニウムイオン（NH_4^+）である。このうち、マグネシウムは尿pHに関係なくすべてイオンの形で存在するが、リン酸とアンモニアはpHによってイオン化の程度が異なる。

2番目は結晶化に対する影響である。

ストルバイトはpH7.0以上で結晶化するが、pH6.6以下では結晶化しにくく、pH6.4以下では既成の結晶も溶解する。一方、シュウ酸カルシウムはpH6.0以下で結晶化しやすい。

したがって、尿石症予防のためには、尿pHが6.0〜6.6の範囲であることが望ましい。

一般に、草食動物の尿はアルカリ性、肉食動物の尿は酸性である。植物にはカリウムが多く、それは尿をアルカリ化する。一方、肉食動物はタンパク質摂取量が多い。タンパク質中の含硫アミノ酸（**表1-6**）に含まれる硫黄（S）が、硫酸（H_2SO_4）の形で尿中に排泄されるため、尿を酸性化する。

ストルバイトはいわば草食動物型尿結石で、事実、牛の尿結石はストルバイトと同じリン酸マグネシウムアンモニウムである。

2）尿量

尿量が多いと尿中の無機および有機成分が稀釈されるだけでなく、結石が大きく成長する以前に排出されてしまう。

尿量はウエット（缶詰）タイプよりドライタイプの食事のほうが少ない傾向にある。その理由として、缶詰タイプの水分含量が高いためとする説と、脂肪含量が高いためとする説とがあ

るが、タンパク質含量の影響も無視できない。

缶詰タイプは、乾物（DM）当たりの粗タンパク質（CP）含量が高いものが多い。

猫が常食としてきた小型齧歯類はCPが50〜60％DMを占めるが、市販のドライキャットフードのCP含量は30％DM前後である。ドライフードのCP含量を55％DMに増加させると、尿pHの低下とともに飲水量や尿量が増加する。

4 ドライフードのストルバイト対策

ドライキャットフードは尿量や尿pHの点でストルバイト尿石を生じやすいといえるが、安価なことや保存性のよさなど長所も多い。

少量頻回採食者（P.93参照）である猫に不断食事するにも好都合である。そこで、種々のストルバイト尿石症対策がとられてきた。

1）マグネシウム含量

マグネシウムはpHと関係なく尿中にイオンとして存在するため、尿中マグネシウム排泄を減らせばストルバイト尿石症も減少するはずである。実際、ある実験で食事のマグネシウム含量を0.1％から0.4〜1.0％まで増加させると、ストルバイト尿石症の発生率が増加した。

以来、ドライフードのストルバイト尿石症対策として、食事中のマグネシウム含量をできるだけ減らす方法がとられている。しかしその実験で、食事中マグネシウム含量の増加により生じた結石の無機成分は、自然発生したストルバイト結石のそれとは異なっていた。そこで、食事のマグネシウム含量低減によるストルバイト尿石予防効果に疑問を呈する向きもある。

Point

イオン化の程度：正しくは、解離度。

草食動物型：ストルバイトが草食動物型であるのに対し、シュウ酸カルシウムやシスチン尿石は肉食動物型といえる。

脂肪含量が高い：高脂肪 → 高エネルギー → 低摂食量 → 低糞量 → 糞中水分排泄減少 → 尿量増加 となる。

2）ベース・イクセス（塩基過剰度）

ベース・イクセス（base excess；BE）とは、食事DM中のカルシウム（Ca）、マグネシウム（Mg）、ナトリウム（Na）、カリウム（K）、リン（P）、塩素（Cl）、およびメチオニン（Met）の含量（mmol／kg）から次式により求められる値である。

$$BE = 2[Ca] + 2[Mg] + [K] + [Na] - 2[P] - 2[Met] - [Cl]$$

このBE値と尿pHとの間には有意な正の相関があり、BE値が低いほど尿pHが低下する。したがって、BE値から尿のpHが推定できるだけでなく、尿がアルカリ化しないように原材料の組み合わせを工夫してドライフードを製造することも可能である。

5 シュウ酸カルシウム尿石

近年、ストルバイト尿石症が減少傾向にある一方で、肉食動物型のシュウ酸カルシウム尿石症が増加傾向を示している。

シュウ酸カルシウム尿石症の治療法は外科的な結石の除去だけで、食事療法による結石の溶解は困難である。本症における食事療法の目的は再発の予防にある。

ある調査では、シュウ酸カルシウム尿石を除去した犬の再発率は、3ヵ月後；3％、1年後；36％、3年後；48％であった。

1）尿石形成機序

シュウ酸カルシウム結石の形成には、次の4点が関与する。

① 尿pHの低下
② マグネシウム含量の過剰制限
③ ビタミンDの過剰摂取
④ 消化率の低い食事の摂取

注目されるのは、①と②がストルバイト尿石の治療（予防）目的で実施されることである。

結局、ストルバイト尿石の栄養管理により、シュウ酸カルシウム尿石の危険性が増大することになる。

2）予防食

乳製品と切り身の魚肉を除く魚介類はカルシウム含量が高い。一方、野菜や果物はシュウ酸が多い。乳製品や野菜類などの副食を制限するだけでも、ある程度の予防効果を期待できる。

復習

① 尿石形成に及ぼす要因について。
② 犬と猫のストルバイト尿石について。
③ シュウ酸マグネシウム尿石について。
④ ペットフードの尿石症対策について。

第6章 疾病と栄養

8　尿石症

問 題 28

尿石形成に関わる要因として、誤っているのはどれか。

① ストレス

② 尿量

③ 尿pH

④ 尿石核

⑤ 食事のベース・イクセス（BE）

（解答はP.175）

9 歯周疾患

学習目標
① 歯周組織について学習する。
② 歯石の形成過程について学習する。
③ 歯肉炎と歯周炎の違いについて学習する。
④ 食事の物性と歯周病との関係について理解する。

1 歯周組織

　犬や猫で多発する歯科疾患は歯周疾患、すなわち歯周組織の障害である。日本の家庭で飼われている犬の約80％は歯周病を患い、大型犬よりも中・小型犬に多いとされている。

　虫歯（齲蝕）は、猫ではほとんど発生せず、犬でも約30頭に1頭の割合と報告されている。その理由は、犬・猫の口腔内環境が齲蝕菌の増殖には向かないためである。

　歯周組織（図6-10）とは歯を骨に埋め込むための支持組織で、セメント質、歯根膜、歯肉、歯槽骨からなる。歯のゾウゲ質は上部がエナメル質、歯根部はセメント質で覆われているが、セメント質は歯の一部ではなく歯周組織の一部である。歯槽骨は頬骨の一部で、歯と歯槽骨の間（歯肉溝）を線維性結合組織である歯根膜と、口腔粘膜の一部である歯肉が埋めている。

2 歯周病

1）歯垢・歯石

　大唾液腺に近い**裂肉歯**（シザーバイト）につきやすく、歯周疾患の原因となる。歯みがき後20分もすると唾液中の粘性をもつ糖やタンパク質が歯の表面に薄い皮膜（ペリクル）をつくり、

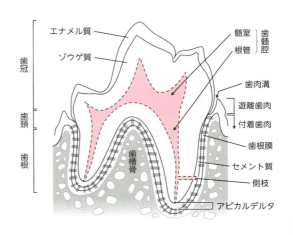

図6-10　正常な歯と歯周部の構造

それに細菌が繁殖して6～8時間で軟らかい歯垢（プラーク）になる。これにミネラルが沈着して、3～5日で硬い歯石に変わる。

　歯石が蓄積すると、その粗い表面に歯垢が沈着するとともに、歯肉溝内に病原性細菌が増殖しやすくなる。

 裂肉歯：犬（猫）の上顎第4（第3）前臼歯と下顎第1後臼歯は噛み合わせ（咬合）の中心になるため、特に裂肉歯（シザーバイト）と呼ばれる。

9　歯周疾患

2）歯肉炎

　歯肉に限定された炎症で、歯肉に腫れや出血が見られるが、歯槽骨の吸収は起こらず、治療によりおおむね治癒する。

3）歯周炎

　歯槽膿漏に代表される歯科疾患で、歯槽骨や歯根膜まで破壊され、口臭も激しい。

　治療しても組織の回復は難しく、ついには歯が脱落する。歯肉炎とは異なる病原菌とその生産物が関与するが、これらの局所的要因以外に、栄養状態や内分泌異常などの全身的要因も関与している。

4）スケーリング

　歯周病の治療法として抗生物質などを用いる内科的療法もあるが、あまり効果はない。一般的には、歯垢・歯石を取り除く外科的療法（スケーリング）が主体になる。

　あまりにも症状が進んだ場合は、ヒトでは義歯も重要な選択肢の一つになる。

5）歯磨き

　予防法の中心は歯磨きであるが、歯垢には有効でも、歯石になると歯磨きでは落ちにくい。また、歯磨きは子犬の頃から慣らせておかないと嫌がることが多い。

❸　食事管理

　食事中のタンパク質や脂肪はあまり影響ないが、ミネラルの影響は大きく、特にカルシウムとリンのバランスが重要である。また、ビタミンA、D、B群の不足も歯科疾患に関係する。

　食事の物性も重要で、よく噛む餌、すなわち缶詰フードより硬くて大きなドライフードは歯垢・歯石がつきにくい（P.60参照）。同様に、食事中の繊維には歯の研磨作用があるため、歯垢・歯石の予防効果がある。

　これらの食事管理や歯垢・歯石の除去、歯肉炎や歯周炎の処置、スケーリング、歯磨きなどは、獣医師の指示に従って進めることが大切である。

復　習

① 犬や猫に虫歯（齲蝕）が少ない理由について。
② 歯周組織とは。
③ 歯石形成の過程について。
④ 歯肉炎と歯周炎の違いについて。
⑤ 歯周病の食事管理について。

問 題 29

歯周疾病の発生に最も影響する栄養素は次のうちどれか。

① タンパク質

② 脂肪

③ 炭水化物

④ ビタミン

⑤ ミネラル

(解答はP.175)

10 そのほかの疾病と栄養

学習目標

① 発熱・呼吸困難・火傷の栄養管理について学習する。

② 貧血の栄養管理について学習する。

③ 癌性悪液質の栄養管理について学習する。

④ 猫の脂肪組織炎（黄脂病）の栄養管理について学習する。

1 発熱

発熱は代謝を活発にする結果、エネルギーの消費量が増加する。一方では、発熱によって食欲が失われる。したがって、脂肪の多い高エネルギー・高嗜好性の食事を与えるのがよい。

タンパク質・ビタミン・ミネラルの含量もエネルギー含量に比例して高くする必要がある。摂取量を増やすには少量ずつ頻繁に与えるのがよい。

2 呼吸困難・火傷

呼吸困難や火傷は、いずれもエネルギー消費を増加させる。皮膚を50％以上も失うと熱損失が著しく増大し、切迫した呼吸は、いわば運動量が増加するのと同じである。

犬や猫を1日以上酸素ケージに入れる場合は、栄養支援（経腸または非経腸栄養）が必要になる。やはり代謝が異化（分解）に傾くため脂肪を主なエネルギー源とする経腸栄養食を用い、1日に30kcal/kg体重（犬）または、40kcal/kg体重（猫）を数回に分けて供給し、それでも体重が減少し続ける場合は5kcal/kgずつ増量する。

3 貧血

鉄、銅、葉酸、ビタミンB_{12}などの欠乏は貧血を招く。しかし飼い犬・飼い猫に関しては、よほど粗悪な食事を与えられていない限り、今日ではこれらの栄養素の欠乏による貧血はまれである。むしろ、貧血が認められたら、原因としてまず出血や寄生虫感染を疑うべきである。

貧血からの回復を促す食事管理としては、これらのミネラル・ビタミンに加えてタンパク質含量の高い食事が適当である。ミネラルやビタミンを栄養補助剤として個々に食事に添加するより、調理したレバーを添加するほうがよい。

4 癌性悪液質

心臓性および尿毒症性の悪液質についてはすでに述べた。癌性悪液質は癌が原因で引き起こされる悪液質である。癌は炭水化物、タンパク質、脂肪の代謝を異常にし、計算上は十分な栄養素を摂取しているにも関わらず、しばしば著しい削痩や疲労、免疫異常などを生じる。

Point **消費量が増加する**：体温が0.5℃上昇すると、1日に体重1kg当たり約7kcalのエネルギーが余分に消費される。

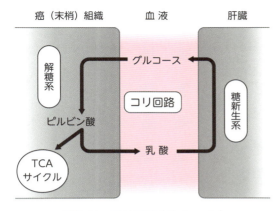

図6-11　コリ回路（Cori cycle）

癌で最も代謝に異常が生じる栄養素は炭水化物である。癌細胞はエネルギー源として大量のグルコースを消費するため、解糖系（P.100参照）で生じたピルビン酸はTCAサイクルに入りきれずに乳酸が蓄積する結果、高乳酸血症になる。この乳酸は臓器間にまたがるコリ回路（図6-11）を経て肝臓でグルコースに再生されるが、その合成にはエネルギーが必要である。すなわち、宿主（癌に罹患した動物）は汗水たらしてグルコースを合成しては、それを癌細胞に貢いでやっているようなものである。

癌細胞と宿主は糖新生に必要なアミノ酸を競合的に奪い合う。また、ある種のアミノ酸（アルギニンやグルタミン）は免疫機能の強化や創傷治癒に役立つ。そのため、癌患者には良質タンパク質を十分に与えなければならない。

多くの癌細胞は脂肪をエネルギー源にするのが不得手である。宿主は脂肪を利用できるので、食事のエネルギー源を炭水化物から脂肪に変更すれば癌細胞を兵糧攻めにできる可能性がある。

その際、EPAやDHAは種々の抗腫瘍・抗悪液質効果をもつので、n-3系のポリエン脂肪酸（図1-9）の多い脂肪を添加するのがよい。

5 猫の脂肪組織炎（黄脂病）

黄脂病（yellow fat disease）は脂肪組織が黄色に変化するのが特徴で、オイルサーディンのような形でポリエン（多価不飽和）脂肪酸を多量に与えた子猫に多い。臨床症状は、食欲不振、発熱、胸から腹にかけての痛みなどである。

不飽和脂肪酸の多い魚などを制限する一方、抗酸化剤であるビタミンEの投与が有効で、食事にもビタミンEを添加して与える。

復習
① 発熱・呼吸困難・火傷は代謝を活発にする。
② 貧血からの回復にレバーが一番。
③ 癌性悪疫質は代謝を異常にする。
④ 猫の黄脂病はポリエン脂肪酸の過剰による。

10 そのほかの疾病と栄養

問 題 30

癌に罹患した動物に最も好ましい食事はどれか。

① 高炭水化物・高タンパク質・高脂肪食

② 低炭水化物・中タンパク質・高脂肪食

③ 高炭水化物・低タンパク質・低脂肪食

④ 低炭水化物・低タンパク質・高脂肪食

⑤ 高炭水化物・中タンパク質・低脂肪食

（解答はP.175）

付表

付表1

AAFCO（1997）とAAFCO（2016）の【犬】の栄養基準量の比較

付表2

AAFCO（1997）とAAFCO（2016）の【猫】の栄養基準量の比較

付表3

NRC（1974；85）による【犬】の養分要求量

付表4

NRC（1978；86）による【猫】の養分要求量

付表5

添加物以外の原材料

付表6

療法食基準

付表7

栄養特性に関する基準が定められた療法食リスト

付表1　AAFCO（1997）とAAFCO（2016）の【犬】の栄養基準量の比較（乾物当たり、1000kcal ME当たり）

		AAFCO（1997） 3500kcal/kg			AAFCO（2016） 4000kcal/kg		
ドッグフードの想定代謝エネルギー							
犬の成長ステージ		幼犬期／成長期またはグロース妊娠期／授乳期	成犬期／維持期またはメインテナンス		幼犬期／成長期またはグロース妊娠期／授乳期	成犬期／維持期またはメインテナンス	
栄養素	単位 （乾物当たり）	最小値	最小値	最大値	最小値	最小値	最大値
粗タンパク質	％	22.0	18.0		22.5	18.0	
アルギニン	％	0.62	0.51		1.0	0.51	
ヒスチジン	％	0.22	0.18		0.44	0.19	
イソロイシン	％	0.45	0.37		0.71	0.38	
ロイシン	％	0.72	0.59		1.29	0.68	
リジン	％	0.77	0.63		0.90	0.63	
メチオニン	％				0.35	0.33	
メチオニン＋シスチン	％	0.53	0.43		0.70	0.65	
フェニルアラニン	％				0.83	0.45	
フェニルアラニン＋チロシン	％	0.89	0.73		1.30	0.74	
スレオニン	％	0.58	0.48		1.04	0.48	
トリプトファン	％	0.20	0.16		0.20	0.16	
バリン	％	0.48	0.39		0.68	0.49	
粗脂肪	％	8.0	5.0		8.5	5.5	
リノール酸	％	1.0	1.0		1.3	1.1	
α-リノレン酸	％				0.08	ND＊1	
EPA＋DHA	％				0.05	ND＊1	
（リノール酸＋アラキドン酸）： （α-リノール酸＋EPA＋DHA）				30：1			30：1
ミネラル類							＊2
カルシウム	mg/kg	1.0	0.6	2.5	1.2	0.5	2.5（1.8）
リン	mg/kg	0.8	0.5	1.6	1.0	0.4	
カルシウム：リン		1：1	1：1	2：1	1：1	1：1	2：1
カリウム	mg/kg	0.6	0.6		0.6	0.6	
ナトリウム	mg/kg	0.3	0.06		0.3	0.08	
塩素	mg/kg	0.45	0.09		0.45	0.12	
マグネシウム	mg/kg	0.04	0.04	0.30	0.06	0.06	
鉄	mg/kg	80	80	3000	85	40	
銅	mg/kg	7.3	7.3	250	12.4	7.3	
マンガン	mg/kg	5.0	5.0		7.2	5.0	
亜鉛	mg/kg	120	120	1000	100	80	
ヨウ素	mg/kg	1.5	1.5	50	1.00	1.0	11
セレン	mg/kg	0.11	0.11	2	0.35	0.35	2
ビタミン類とその他							
ビタミンA	IU/kg	5000	5000	250000	5000	5000	250000
ビタミンD	IU/kg	500	500	3000	500	500	3000
ビタミンE	mg/kg	50.0	50.0		50.0	50.0	
チアミン	mg/kg	1.0	1.0		2.25	2.25	
リボフラビン	mg/kg	2.2	2.2		5.2	5.2	
パントテン酸	mg/kg	10	10		12	12	
ナイアシン	mg/kg	11.4	11.4		13.6	13.6	
ピリドキシン	mg/kg	1.0	1.0		1.5	1.5	
葉酸	mg/kg	0.18	0.18		0.216	0.216	
ビタミンB12	mg/kg	0.022	0.022		0.028	0.028	
コリン	mg/kg	1200	1200		1360	1360	

＊1　Not Determined：未決定である。　　＊2　（ ）内は大型種の子犬が対象。その他の犬種は（ ）外。

単位（1000 kcal ME 当たり）	AAFCO (1997) 1000 kcal ME			AAFCO (2016)			AAFCO (2016) / AAFCO (1997)	
	幼犬期／成長期またはグロース妊娠期／授乳期	成犬期／維持期またはメインテナンス		幼犬期／成長期またはグロース妊娠期／授乳期	成犬期／維持期またはメインテナンス		幼犬期／成長期またはグロース妊娠期／授乳期	成犬期／維持期またはメインテナンス
	最小値	最小値	最大値	最小値	最小値	最大値	最小値比較（％）	最小値比較（％）
g	62.9	51.4		56.3	45.0		89.5	87.5
g	1.77	1.46		2.5	1.28		141.2	87.7
g	0.69	0.51		1.10	0.48		159.4	94.1
g	1.29	1.06		1.78	0.95		138.0	89.6
g	2.06	1.69		3.23	1.70		156.8	100.6
g	2.20	1.80		2.25	1.58		102.3	87.8
g				0.88	0.83			
g	1.51	1.23		1.75	1.63		115.9	132.5
g				2.08	1.13			
g	2.54	2.09		3.25	1.85		128.0	88.5
g	1.66	1.37		2.60	1.30		156.6	94.9
g	0.57	0.46		0.50	0.40		87.7	87.0
g	1.37	1.11		1.70	1.23		124.1	110.8
g	22.9	14.3		21.3	13.8		93.0	96.5
g	2.9	2.9		3.3	2.8		113.8	96.6
g				0.20	ND *1			
g				0.05	ND *1			
						30：1		
						*2		
g	2.9	1.7	2.5	3.0	1.25	6.25(4.5)	103.4	73.5
g	2.3	1.4	1.6	2.5	1.00	4.0	108.7	71.4
mg	1.7	1.7		1.5	1.5		88.2	88.2
mg	0.86	0.17		0.80	0.20		93.0	117.6
mg	1.29	0.26		1.10	0.30		85.3	115.4
mg	0.11	0.11	857	0.15	0.15		136.4	136.4
mg	23	23	71	22	10		95.7	43.5
mg	2.1	2.1		3.1	1.83		147.6	87.1
mg	1.4	1.4		1.8	1.25		128.6	89.3
mg	34	34	286	25	20		73.5	58.8
mg	0.43	0.43	14	0.25	0.25	11	58.1	58.1
mg	0.03	0.03	0.57	0.09	0.08	2	300.0	266.7
IU	1429	1429	71439	1250	1250	62500	87.5	87.5
IU	143	143	1429	125	125	750	87.4	87.4
mg	14.0	14.0	286.0	12.5	12.5		89.3	89.3
mg	0.29	0.29		0.56	0.56		193.1	193.1
mg	0.63	0.63		1.3	1.3		206.3	206.3
mg	2.9	2.9		3.0	3.0		103.4	103.4
mg	3.3	3.3		3.4	3.4		103.0	103.0
mg	0.29	0.29		0.05	0.05		18.6	18.6
mg	0.05	0.05		0.054	0.054		108.0	108.0
mg	0.006	0.006		0.007	0.007		116.7	116.7
mg	343	343		340	340		99.1	99.1

付表

付表2　AAFCO（1997）とAAFCO（2016）の【猫】の栄養基準量の比較（乾物当たり、1000kcal ME当たり）

キャットフードの想定代謝エネルギー		AAFCO（1997） 4000kcal/kg			AAFCO（2016） 4000kcal/kg		
猫の成長ステージ		幼猫期／成長期またはグロース妊娠期／授乳期	成猫期／維持期またはメインテナンス		幼猫期／成長期またはグロース妊娠期／授乳期	成猫期／維持期またはメインテナンス	
栄養素	単位 （乾物当たり）	最小値	最小値	最大値	最小値	最小値	最大値
粗タンパク質	%	30.0	26.0		30.0	26.0	
アルギニン	%	1.25	1.04		1.24	1.04	
ヒスチジン	%	0.31	0.31		0.33	0.31	
イソロイシン	%	0.52	0.52		0.56	0.52	
ロイシン	%	1.25	1.25		1.28	1.24	
リジン	%	1.20	0.83		1.20	0.83	
メチオニン	%	0.62	0.62	1.5	0.62	0.20	1.5
メチオニン+シスチン	%	1.10	1.10		1.10	0.40	
フェニルアラニン	%	0.42	0.42		0.52	0.42	
フェニルアラニン+チロシン	%	0.88	0.88		1.92	1.53	
スレオニン	%	0.73	0.73		0.73	0.73	
トリプトファン	%	0.25	0.25	1.7	0.25	0.16	1.7
バリン	%	0.62	0.62		0.64	0.62	
粗脂肪	%	9.0	9.0		9.0	9.0	
リノール酸	%	0.5	0.5		0.6	0.6	
α-リノレン酸	%				0.02	ND＊1	
アラキドン酸	%	0.02	0.02		0.02	0.02	
EPA+DHA	%				0.012	ND＊1	
ミネラル類							
カルシウム	mg/kg	1.0	0.6	2.5	1.0	0.6	
リン	mg/kg	0.8	0.5	1.6	0.8	0.5	
カリウム	mg/kg	0.6	0.6		0.6	0.6	
ナトリウム	mg/kg	0.2	0.2		0.2	0.2	
塩素	mg/kg	0.3	0.3		0.3	0.3	
マグネシウム	mg/kg	0.06	0.06		0.08	0.04	
鉄	mg/kg	80	80		80	80	
銅（エクトルード加工）	mg/kg	15	5		15	5	
銅（ウェット加工）	mg/kg	5.0	5.0		8.4	5	
マンガン	mg/kg	7.5	7.5		7.6	7.6	
亜鉛	mg/kg	75	75		75	75	
ヨウ素	mg/kg	0.4	0.4	9.0	1.8	0.6	9.0
セレン	mg/kg	0.1	0.1		0.3	0.3	
ビタミン類とその他							
ビタミンA	IU/kg	9000	5000	333300	6668	5000	333300
ビタミンD	IU/kg	750	500	30080	280	500	30080
ビタミンE	IU/kg	30	30		40	30	
ビタミンK	mg/kg	0.1	0.1		0.1	0.1	
チアミン	mg/kg	5.0	5.0		5.6	5.0	
リボフラビン	mg/kg	4.0	4.0		4.0	4.0	
パントテン酸	mg/kg	5.0	5.0		5.75	5.00	
ナイアシン	mg/kg	60	60		60	60	
ピリドキシン	mg/kg	4.0	4.0		4.0	4.0	
葉酸	mg/kg	0.8	0.8		0.8	0.8	
ビオチン	mg/kg	0.07	0.07		0.07	0.07	
ビタミンB$_{12}$	mg/kg	0.02	0.02		0.020	0.020	
コリン	mg/kg	2400	2400		2400	2400	
タウリン（エクトルード加工）	%	0.10	0.10		0.10	0.10	
タウリン（ウェット加工）	%	0.20	0.20		0.20	0.20	

＊1　Not Determined：未決定である。

単位 (1000 kcal ME 当たり)	AAFCO (1997) 1000 kcal ME			AAFCO (2016)			AAFCO (2016) / AAFCO (1997)	
	幼猫期／成長期またはグロース妊娠期／授乳期	成猫期／維持期またはメインテナンス		幼猫期／成長期またはグロース妊娠期／授乳期	成猫期／維持期またはメインテナンス		幼猫期／成長期またはグロース妊娠期／授乳期	成猫期／維持期またはメインテナンス
	最小値	最小値	最大値	最小値	最小値	最大値	最小値比較(%)	最小値比較(%)
g	75	65		75	65		100.0	100.0
g	3.10	2.60		3.10	2.60		100.0	100.0
g	0.78	0.78		0.83	0.78		106.4	100.0
g	1.30	1.30		1.40	1.30		107.7	100.0
g	3.10	3.10		3.20	3.10		103.2	100.0
g	3.00	2.08		3.00	2.08		100.0	100.0
g	1.55	1.55	3.75	1.55	0.50	3.75	100.0	32.3
g	2.75	2.75		2.75	1.00		100.0	36.4
g	1.05	1.05		1.30	1.05		123.8	100.0
g	2.20	2.20		4.80	3.83		218.2	174.1
g	1.83	1.83		1.83	1.83		100.0	100.0
g	0.63	0.40		0.63	0.40	4.25	100.0	100.0
g	1.55	1.55		1.55	1.55		100.0	100.0
g	22.5	22.5		22.5	22.5		100.0	100.0
g	1.25	1.25		1.40	1.40		112.0	112.0
g				0.05	ND *1			
	0.05	0.05		0.05	0.05		100.0	100.0
g				0.03	ND *1			
g	2.5	1.5		2.5	1.25		100.0	83.3
g	2.0	1.25		2.0	1.00		100.0	80.0
mg	1.5	1.5		1.5	1.5		100.0	100.0
mg	0.5	0.5		0.5	0.20		100.0	40.0
mg	0.75	0.75		0.75	0.30		100.0	40.0
mg	0.20	0.10		0.20	0.15		100.0	150.0
mg	30.0	30.0		20.0	10		66.7	33.3
mg	3.75	3.75		3.75	1.83		100.0	48.8
mg	1.25	1.25		2.10			168.0	
mg	1.90	1.90		1.90	1.25		100.0	65.8
mg	18.8	18.8	500	18.8	20		100.0	106.4
mg	0.09	0.09		0.45	0.25	2.25	500.0	277.8
mg	0.03	0.03		0.075	0.08		250.0	266.7
IU	2250	1250		1667	833	83325	74.1	66.6
IU	188	125	2500	70	70	7520	37.2	56.0
IU	7.5	7.5		10	10		133.3	133.3
mg	0.03	0.03		0.025	0.025		83.3	83.3
mg	1.25	1.25		1.40	1.40		112.0	112.0
mg	1.00	1.00		1.00	1.00		100.0	100.0
mg	1.25	1.25		1.44	1.44		115.2	115.2
mg	15	15		15	15		100.0	100.0
mg	1.0	1.0		1.0	1.0		100.0	100.0
mg	0.20	0.20		0.20	0.20		100.0	100.0
	0.018	0.018		0.018	0.018		100.0	100.0
mg	0.005	0.005		0.005	0.005		100.0	100.0
mg	600	600		600	600		100.0	100.0
g	0.25	0.25		0.25	0.25		100.0	100.0
g	0.50	0.50		0.50	0.50		100.0	100.0

付表

付表3　NRC（1974；85）による【犬】の養分要求量

養　分	単位 （乾物中）	1974年版	1985年版（成長）
基準ME含量	kcal/g	3.5〜4.0	3.67
タンパク質	%	22.0	
アルギニン	%		0.50
ヒスチジン	%		0.18
イソロイシン	%		0.36
ロイシン	%		0.58
リジン	%		0.51
メチオニン＋シスチン	%		0.39
フェニルアラニン＋チロシン	%		0.72
スレオニン	%		0.47
トリプトファン	%		0.15
バリン	%		0.39
非必須アミノ酸合計	%		6.26
脂肪	%	5.00	5.00
リノール酸	%	1.00	1.00
ミネラル			
カルシウム	%	1.10	0.59
リン	%	0.90	0.44
カリウム	%	0.60	0.44
塩化ナトリウム	%	1.10	
ナトリウム	%		0.06
塩素	%		0.09
マグネシウム	%	0.04	0.04
鉄	mg/kg	60.00	31.90
銅	mg/kg	7.30	2.90
マンガン	mg/kg	5.00	5.10
亜鉛	mg/kg	50.00	35.60
ヨウ素	mg/kg	1.54	0.59
セレン	mg/kg	0.11	0.11
ビタミン			
ビタミンA	IU/kg	5,000	3,710
ビタミンD	IU/kg	500	404
ビタミンE	IU/kg	50	22
ビタミンB_1	mg/kg	1.00	1.00
ビタミンB_2	mg/kg	2.20	2.50
パントテン酸	mg/kg	10.00	9.90
ナイアシン	mg/kg	11.40	11.00
ビタミンB_6	mg/kg	1.00	1.10
ビオチン	mg/kg	0.10	
葉酸	mg/kg	0.18	0.20
ビタミンB_{12}	mg/kg	0.022	0.026
コリン	mg/kg	1,200	1,250

付表4　NRC（1978；86）による【猫】の養分要求量

養　分	単位 （乾物中）	1978年版	1986年版（成長）
基準ME含量	kcal/g	4.00	5.00
タンパク質	%	28.00	24.00
アルギニン	%		1.00
ヒスチジン	%		0.30
イソロイシン	%		0.50
ロイシン	%		1.20
リジン	%		0.80
メチオニン＋シスチン	%		0.75
メチオニン	%		0.40
フェニルアラニン＋チロシン	%		0.85
フェニルアラニン	%		0.40
スレオニン	%		0.70
トリプトファン	%		0.15
バリン	%		0.60
タウリン（発泡加工）	%		0.04
脂肪	%	9.00	
リノール酸	%	1.00	0.50
アラキドン酸	%		0.02
ミネラル			
カルシウム	%	1.00	0.80
リン	%	0.80	0.60
カリウム	%	0.30	0.40
塩化ナトリウム	%	0.50	
ナトリウム	%		0.05
塩素	%		0.19
マグネシウム	%	0.05	0.04
鉄	mg/kg	100.00	80.00
銅	mg/kg	5.00	5.00
マンガン	mg/kg	10.00	5.00
亜鉛	mg/kg	30.00	50.00
ヨウ素	mg/kg	1.00	0.35
セレン	mg/kg	0.10	0.10
ビタミン			
ビタミンA	IU/kg	10,000	3,333
ビタミンD	IU/kg	1,000	500
ビタミンE	IU/kg	80	30
ビタミンK	mg/kg		0.10
ビタミンB_1	mg/kg	5.00	5.00
ビタミンB_2	mg/kg	5.00	4.00
パントテン酸	mg/kg	10.00	5.00
ナイアシン	mg/kg	45.00	40.00
ビタミンB_6	mg/kg	4.00	4.00
ビオチン	mg/kg	0.05	0.07
葉酸	mg/kg	1.00	0.80
ビタミンB_{12}	mg/kg	0.02	0.02
コリン	mg/kg	2,000	2,400

付表

付表5　添加物以外の原材料

分類名	定義	個別名の例
穀類	全ての穀類の穀粒、挽き割り、穀粒、及びその加工物 （加工物のうち、コーンスターチ、コーン油、砂糖などは、それぞれでん粉類、油脂類、糖類に分類する）	穀粒及び挽き割りのとうもろこし（メイズ、コーン）、マイロ（グレーンソルガム）、小麦、大麦、玄米、えん麦（オート麦）　等 製粉された小麦粉、米粉、コーンフラワー　等 その加工物の米糠、小麦ふすま、小麦胚芽、小麦グルテン、コーングルテンフィード、コーングルテンミール、パン粉　等
いも類	全ての種類のいも類、及びその加工物 （加工物のうちポテトスターチなどはでん粉類に分類する）	さつまいも、馬鈴薯、こんにゃく　等
でん粉類	全ての種類のでん粉、でん粉原材料、多糖類原材料、及びその加工物	コーンスターチ、ポテトスターチ、タピオカ（キャッサバ）スターチ　等
糖類	全ての種類の糖質、糖質高濃度含有物、及びその加工物	砂糖、ぶどう糖（グルコース）、果糖（フラクトース）、異性化糖、オリゴ糖類、水飴、シロップ、糖蜜、蜂蜜　類
種実類	全ての種類の植物の堅実、種子、及びその破砕物 （種実類から油を抽出した場合は油脂類に分類する）	アーモンド、栗、ゴマ、落花生、亜麻仁　等
豆類	全ての種類の豆、及びその加工物 （加工物のうち大豆油等は油脂類に分類する）	大豆、そら豆、小豆　等 その加工物の脱脂大豆、大豆ミール、きなこ、大豆粉（ソイフラワー）、大豆たん白、おから　等
野菜類	新鮮な又は適正な方法により保存されてある全ての種類の野菜、及びその加工物 （エキス類を含む）	にんじん、キャベツ、グリーンピース、かぼちゃ、野菜エキス、ヤングコーン　等
果実類	新鮮な又は適正な方法により保存されてある全ての種類の果実類、及びその加工物	アボカド、りんご、バナナ、パイナップル、パッションフルーツ、果汁絞りかす　等
きのこ類	新鮮な又は適正な方法により保存されてある全ての種類のきのこ、及びその加工物	マッシュルーム、えのき、しいたけ、しめじ　等
藻類	新鮮な又は適正な方法により保存されてある藻類、及びその加工物	のり、こんぶ、わかめ、ひじき、クロレラ、スピルリナ、寒天　等
魚介類	新鮮な又は適正な方法により保存されてある魚類、貝類、甲殻類、軟体動物、及びその加工物 （加工物のうち魚油は油脂類に分類する）	まぐろ、かつお、あじ、いわし等の魚類 えび、かに等の甲殻類 たこ、いか等の軟体動物 ほたて、さざえ等の貝類 その加工物のフィッシュミール（魚粉）、フィッシュエキス、かつおぶし　等 その形態を表す小魚、しらず、小エビ　等 その肉質を表す白身魚、青魚　等 その部位を表すマグロ血合肉　等

分類名	定　義	個別名の例
肉　類	新鮮な又は適正な方法により保存されてある哺乳動物・家禽類等の生肉、肉体部分、及びその加工物 （加工物のうち牛脂等は油脂類に分類する）	牛（ビーフ）、豚（ポーク）、羊（マトン又はラム）、鶏（チキン）、七面鳥（ターキー）、家禽（ポルトリー）等の畜肉、鳥肉及び獣肉 その部位を表すレバー、牛筋、豚耳、ささみ、砂肝　等 その加工物のチキンミール、ポークミール、肉エキス　等
卵　類	新鮮な又は適正な方法により保存されてある鳥類の卵、及びその加工物	鶏卵（全卵、乾燥全卵、卵黄・卵白）、あひる卵、うずら卵　等
乳　類	新鮮な又は適正な方法により保存されてある生乳、及びその加工物	全脂乳、脱脂乳及び全脂粉乳、脱脂粉乳、ホエー、チーズ、バター、クリーム　等
油脂類	全ての動物及び植物から得られる油脂、及び加工油脂、脂肪酸類	動物性油脂 　〔牛脂（タロー）、豚脂（ラード）、鶏脂（チキンオイル）、魚油（フィッシュオイル）、バター、脂身　等〕 植物性油脂 　〔大豆油、ごま油、胚芽油、綿実油、パーム油、マーガリン　等〕 脂肪酸 　〔リノール酸、リノレン酸、高度不飽和脂肪酸等〕
上記分類以外のもの（個別名で表示する）		ハーブ、酵母、牧草、セルロース　等

付表6　療法食基準

家庭動物診療において食事療法の安全性と有効性の確保を目的に、療法食に求められる重要事項を定める。

1．療法食の範囲

食事療法に利用する主食または間食のペットフードを言う。なお、以下に示すサプリメント及び特定の栄養成分の補給や嗜好性の増進のみを目的とするペットフードは、療法食に含まれない。

① サプリメント

② 飲用水（ミネラルウォーターを含む）

③ 肉・魚・野菜等の特定の原材料を単に乾燥させただけのもの

④ 肉や魚にミネラル等の微量栄養成分を配合しただけのもの

⑤ 嗜好性を増進する目的で他のペットフードと併用して給与するもの

　　出典：ペットフード等の薬事に関する適切な表記のガイドライン（ペットフード公正取引協議会）

2．療法食の用途と栄養特性

別表（付表7）は、一般に広く利用される療法食のリストで、食事療法が適応となる特定の疾病又は健康状態に対し、対象動物と重要な栄養特性が記載されている。別表（付表7）で増減等が定められた栄養成分については、製品中の含有量等を提示できるようデータを保持すること。なお、別表で増減等が定められていない栄養成分については、特定の疾病又は健康状態の管理に必要な種類と量が過不足無く含まれるものとする。

3．療法食の表示

療法食は、次の11項目を適切に表示する。その他の表示事項について関連法規（ペットフード安全法、景品表示法、ペットフードの表示に関する公正競争規約、医薬品医療機器法等）を遵守すること。

① ペットフードの名称（犬用又は猫用であることがわかるように記載）

② 原材料名

③ 原産国名

④ 賞味期限

⑤ 製造業者、輸入業者又は販売業者の氏名又は名称及び住所

⑥ ペットフードの目的（療法食である旨を表示）

⑦ 成分

⑧ 給与方法
　（体重、給与回数及び給与量、並びに獣医師の指導に基づいて給与するべきものである旨の注意書き）

⑨ 内容量

⑩ 当該療法食が適用される犬若しくは猫の疾病又は健康状態

⑪ 使用上の注意事項

　　出典：ペットフード安全法［①〜⑤］、ペットフードの表示に関する公正競争規約［①〜⑩］

4．療法食の栄養特性の設定根拠

製品仕様に定められた栄養成分の量や比率の調整又は特別な方法による製造について、その設定根拠を明らかにする。なお、根拠とは科学的に検証が可能な論文、専門書、学術団体の指針、特許、社内研究等を言う。

付表7　栄養特性に関する基準が定められた療法食リスト

食事療法が適応となる特定の疾病又は健康状態		対象動物		重要な栄養特性
		犬	猫	
慢性腎機能低下		○	○	A．リンとタンパク質を制限、高品質なタンパク質を使用 B．窒素含有成分の吸収を低減 〔少なくともAまたはBのいずれかを満たすこと〕
下部尿路疾患（尿石症）	ストルバイト結石（溶解時）	○		尿を酸性化する特性、マグネシウムとタンパク質を制限、高品質なタンパク質を使用
			○	尿を酸性化する特性、マグネシウムを制限
	ストルバイト結石（再発防止時）	○	○	尿を酸性化する特性、マグネシウムを中程度に制限
	尿酸塩結石	○	○	プリン体とタンパク質を制限、高品質なタンパク質を使用
	シュウ酸塩結石	○	○	カルシウムとビタミンDを制限、尿をアルカリ化する特性
	シスチン結石	○	○	タンパク質を制限、含硫アミノ酸を中程度に制限、尿をアルカリ化する特性
食物アレルギー又は食物不耐症		○	○	A．アレルギー又は食物不耐症の原因として認識されにくい厳選した原材料を使用（加水分解タンパク質、新奇タンパク質、精製したアミノ酸類、等） B．アレルギー又は食物不耐症の原因となる特定の原材料の不使用および製造管理による混入防止 〔少なくともAまたはBのいずれかを満たすこと〕
消化器疾患	急性腸吸収障害	○	○	電解質を増強、高消化性の原材料を使用
	繊維反応性	○	○	食物繊維を増強
	消化不良	○	○	高消化性の原材料を使用、脂肪を制限
慢性心機能低下		○	○	ナトリウムを制限
糖尿病		○	○	急速にグルコースを遊離する炭水化物を制限
慢性肝機能低下		○		高品質なタンパク質を使用、タンパク質を中程度に制限、必須脂肪酸を増強、高消化性の炭水化物を増強、銅を制限
			○	高品質なタンパク質を使用、タンパク質を中程度に制限、必須脂肪酸を増強、銅を制限
高脂血症		○	○	脂肪を制限、必須脂肪酸を増強
甲状腺機能亢進症			○	ヨウ素を制限
肥満		○	○	低エネルギー密度
栄養回復		○	○	高エネルギー密度、高濃度の必須栄養成分を含有、高消化性の原材料を使用
皮膚疾患		○	○	必須脂肪酸を増強
関節疾患		○		オメガ3脂肪酸とEPAを増強、適量のビタミンEを含有
			○	オメガ3脂肪酸、DHA、メチオニン、マンガンを増強、適量のビタミンEを含有
口腔疾患		○	○	噛むことで歯の表面に付着した歯垢を擦りとる食物繊維の層状構造を有する粒特性、カルシウムを制限

付表

173

● 問題1〜問題30の解答 ●

問題1　解答：②

問題2　解答：① c-b-c、② a-b-b、③ b-b-b、④ a-a-a

問題3

解答：炭素数18で、カルボキシル基から数えて6、9、12番目の炭素の左側に計3個の二重結合があり、最後に二重結合がついた炭素がメチル基から数えて6番目に当たる脂肪酸（γ-リノレン酸）。

問題4

解答：(1) タンパク質合成後の修飾によって新たなアミノ酸が生じるから。
　　　(2) ①グルタミン酸、②ヒスチジン、③リジン、④トリプトファン、⑤チロシン（フェニルアラニン）

問題5

解答：(1) ① ビタミンE、② ビタミンA、③ ビタミンK、④ ビタミンD
　　　(2) ① ナイアシン、② コリン、③ ビタミンB_{12}、④ パントテン酸

問題6

解答：(1) ① Ca、② K、③ Mg、④ S、⑤ Na
　　　(2) ① Co、② Se、③ Mn、④ Zn、⑤ Cu

問題7　解答：②

問題8　解答：① 4、② 9、③ 4、④ 3.5、⑤ 8.5、⑥ 3.5

問題9　解答：⑤

問題10　解答：Caが少ない。

問題11　解答：① B、② A、③ C、④ B、⑤ A

問題12　解答：②

問題 13	解答：④
問題 14	解答：①
問題 15	解答：⑤
問題 16	解答：④
問題 17	解答：③
問題 18	解答：⑤
問題 19	解答：①
問題 20	解答：③
問題 21	解答：⑤
問題 22	解答：④
問題 23	解答：①
問題 24	解答：⑤
問題 25	解答：④
問題 26	解答：④
問題 27	解答：②
問題 28	解答：①
問題 29	解答：⑤
問題 30	解答：②

解答
練習問題の解答

参考文献

(1) 阿部又信・舟場正幸：肥満の病態生理, SA Medicine, 4(5)：4-10, インターズー, 東京, 2002.

(2) Association of American Feed Control Officials：Official Publication, AAFCO, 2015.

(3) Association of American Feed Control Officials：Official Publication, AAFCO, 2016.

(4) Burger, I. H., and J.P.W. Rivers：Nutrition of the Dog and Cat. Cambridge University Press, Cambridge, 1989.

(5) Burger, I. H.：コンパニオンアニマルの栄養学. (長谷川篤彦・監修, 秦貞子・訳) インターズー, 東京, 1997.

(6) Case, L. P., L. Daristotle, M. G. Hayak and M. F. Raasch：Canine and Feline Nutrition. 3rd ed. Mosby Elsevier, Maryland Hights, 2011.

(7) 畜産技術協情報：ペットフードと犬・猫の療法食. 畜産技術協会, 東京, 1997.

(8) Cunninghum, J. G.：獣医生理学 (高橋迪雄・監訳) 文永堂, 東京, 1994.

(9) 藤井立哉：療法食を取り巻く規制状況 国内外の動向と今後の課題. ペット栄養学会誌, 19：112-119, 2016.

(10) Funaba, M., M. Hashimoto, C. Yamanaka, Y. Shimogori, T. Iriki, and M. Abe.：Effects of a high-protein diet on mineral metabolism and struvite activity product in clinically normal cats. Am. J. Vet. Res., 57：1726-1732, 1996.

(11) 古瀬充宏・村井篤嗣：イヌとネコの肥満. ペット栄養学会誌, 2：78-86, 1999.

(12) Gaskell, C. J.：The role of fluid in the feline urological syndrome. (Nutrition of the Dog and Cat.／Burger, I. H., and J.P.W. River, eds.), 353-356, Cambridge University Press, Cambridge, 1989.

(13) Hand, M. S., C. D. Thatcher, R. L. Remillard, and P. Roudebush：Small Animal Clinical Nutrition. 4th ed. Walsworth Publ. Co., Missouri, 2000.

(14) 早川幸男 編著：オリゴ糖の新知識. 食品化学新聞社, 東京, 1998.

(15) 早崎峯夫 監修：R. ウオルターの犬と猫の栄養学. 日本臨床社, 東京, 1991.

(16) 石岡克己・斉藤昌之：内科診療トピックス：犬の肥満と新しい診断法, SA Medicine, 3(5)：55-64, インターズー, 東京, 2001.

(17) Kienzle, E., A. Schucknecht, and E. Meyer.：Influence of food composition on the urine pH in cats. J. Nutr., 121：S87-S88, 1991.

(18) Kienzle, K.：Effect of carbohydrates on digestion in the cat. J. Nutr., 124：2568S-2571S, 1994.

(19) Kuhlman, G., D. Plaflamme, and J. M. Ballan：A simple method for estimating the metabolizable energy content of dry cat foods. Feline Pract., 21：16-20, 1993.

(20) Lewis, L. D. and J. G. Morris.：Feline urologic syndrome：Causes and management. Vet. Med. Small Anim. Clin., 79：323-337, 1984.

(21) National Research Council：Nutritional Requirements of Dogs. National Academy Press, Washington, DC, 1974.

(22) National Research Council：Nutritional Requirements of Dogs. National Academy Press, Washington, DC, 1985.

(23) National Research Council：Nutritional Requirements of Cats. National Academy Press, Washington, DC, 1978.

(24) National Research Council：Nutritional Requirements of Cats. National Academy Press, Washington, DC, 1986.

(25) National Research Council：Nutritional Requirements of Dogs and Cats. National Academy Press, Washington, DC, 2006.

(26) 日本科学飼料協会：新編 飼料原料図鑑. 東京, 2006.

(27) Payne, P. R.：Assessment of the protein values of diets in relation to the requirements of the growing dog. (Canine and Feline Nutritional Requirements.／O. Graham-Jones, ed.), 19-31, Pergamon Press, London, 1965.

(28) ペットフード公正取引協議会：ペットフードの表示に関する公正競争規約・施行規則解説書. 第2版, 東京, 2016.

(29) 鈴木立雄：イヌおよびネコという動物. ペット栄養学会誌, 2：16-24, 1999.

(30) The Merck Veterinary Manual. 8th ed. Merck & Co., Inc. N. J., 1998.

(31) 津田恒之：改訂増補・家畜生理学, 養賢堂, 東京, 1994.

索引

【欧文】

AAFCO	75
―の養分基準	78, 100, 104
AI	80
ATP	41, 103
BCS	124
BE	155
BER	53
BM	53
BSE	60, 69
CVM	76
DE	48
DER	54
DHA	14, 15, 16, 100, 161
DNA	22, 95
EPA	14, 15, 16, 100, 140, 151, 161
EPA + DHA	101
FDA	76
FEDIAF	86
―法	86
GE	48
GRAS	85
HDLコレステロール	18
IDDM	130
IgA	26
IgD	26
IgE	26, 138
IgG	26
IgM	26
LDLコレステロール	18
LT	18, 140
ME	48, 86, 93, 110, 142
MER	53
ME要求量	80
MR	80
n-3系列	16, 151
n-6：n-3比	140
n-6系列	16
NE	48
NFE	51
NIDDM	131
NRC	75, 77
―（2006年版）	80
―飼養基準	77
PFI	75, 77
PFV	49
PG	18, 139
PTH	30
RA	80
RER	53
RNA	95
SRS-A	139, 140
SUL	80
TX	18, 140
USDA	75, 76

【あ行】

愛玩動物用飼料の安全性の確保に関する法律	83
アイソマー	7
亜鉛	41, 104, 136
―吸収不良	91
悪液質	133, 160
アシドーシス	151
アスコルビン酸	4, 31, 36
アセチルCoA	19, 35
アセチルコリン	36
アデニン	32, 95
アトウォーター	49
アトピー	135
アドレナリン	27
アナフィラキシー	138
―遅反応性物質	139, 140
アノイリナーゼ	32, 73
アノマー	7
アビジン	73
アボカド	73
アポ酵素	26
甘いアミノ酸	96
甘味	95
アミド	23
アミノ基	21, 23, 25
アミノ酸	21, 22, 23, 24, 25, 26, 27, 96
―樽	25
アミロイド	131
アミロース	8, 9
アミロペクチン	8, 9
アミン	4
アラキドン酸	16, 100, 101, 140
アラニン	22
アルカリ化剤	151
アルカリ性	154
アルギニン	102
アルキル基	14
α-トコフェロール	30
α-リノレン酸	15, 16, 101, 151
アレルゲン	138
―除去食	139
アロメトリー	54
アワビ	74
安静時エネルギー要求量	53
安全上限	80
アンモニア中毒	102
イエイヌ	91
イエネコ	91
胃炎	144
硫黄	40
イカ	74
異化	143
異嗜	97
維持期	116
―エネルギー要求量	53
異性体	7
1日当たりエネルギー要求量	54
胃チューブ	143
一般成分	50
遺伝的素地	117
犬の急性肝炎	146
犬の慢性肝炎	147
犬パルボウイルス腸炎	144
イミノ基	23
飲水量	45
インスリン	11, 130
―依存性（タイプⅠ）	130
―非依存性（タイプⅡ）	130
―放出	74
インドール	27
ウエットタイプ	61
鬱血性心不全	131
エイコサノイド	17, 18, 139
エイコサペンタエン酸	14
エイコサン酸	14

177

栄養 ················· 2
―管理 ············ 146, 150
―関連性皮膚疾患 ········· 135
―適正表示 ··········· 77
―適正表示の妥当性立証のため
　の給与試験のプロトコール
　 ················· 78
営養 ················· 2
エクストルーダー ····· 58, 59, 60
エネルギー源 ··········· 99
エネルギー出納 ·········· 51
エピネフリン ··········· 27
エルゴカルシフェロール ····· 20
遠位尿細管 ············ 150
塩基過剰度 ············ 155
炎症性腸疾患 ··········· 144
塩素 ··············· 40
塩味 ··············· 95
黄脂病 ·············· 161
欧州ペットフード機構 ······ 86
黄疸 ··············· 146
嘔吐 ··············· 142
オオカミ ············· 91
オータコイド ········ 17, 140
おから ·············· 67
オリゴ糖 ········· 6, 7, 66
オリザニン ············· 4

【か行】

解糖系 ·············· 100
貝毒 ··············· 74
学習による拒食 ·········· 97
可欠アミノ酸 ··········· 24
可消化エネルギー ········· 48
家畜化 ·············· 91
活性酸素 ············· 31
活性ビタミンD ·········· 30
果糖 ··············· 7
過肥 ··············· 108
カプリル酸 ············ 96
可溶無窒素物 ··········· 51
ガラクトース ··········· 7
カリウム ············· 40
カルシウム ············ 40
　―沈着 ············· 151
カルシトニン ··········· 30
加齢 ··············· 116
カロテノイド ········ 19, 29

カロテン ·········· 19, 104
カロリー ············· 47
間欠採食者 ············ 92
肝硬変 ·············· 147
間食 ··············· 84
乾性脂漏症 ············ 136
肝性脳症 ············· 146
関節炎 ·············· 120
肝線維症 ············· 147
缶詰 ··············· 154
缶のない缶詰 ··········· 59
γ-リノレン酸 ········ 15, 16
甘味 ··············· 95
肝リピドーシス ·········· 128
含硫アミノ酸 ········ 22, 154
キシリトール ··········· 74
キシロース ············· 7
基礎エネルギー要求量 ······ 53
基礎代謝 ············· 53
きな粉 ·············· 67
揮発性塩基態窒素 ········· 68
嗅覚 ··············· 96
牛脂 ··············· 72
吸収アミノ酸の分解 ······· 101
急性腎障害 ············ 150
魚肉 ··············· 73
魚粉 ··············· 68
魚油 ··············· 72
キレート剤 ············ 37
近位尿細管 ············ 150
クッシング症候群 ····· 116, 125
クライバー ············ 54
グリコーゲン ·········· 8, 9
グリココール酸 ·········· 19
グリシン ········· 19, 22, 25
グリセリン ············ 61
グリセロール ··········· 17
グリセロ糖脂質 ·········· 17
グリセロリン脂質 ········· 17
グルカゴン ············ 11
グルクロン酸 ··········· 10
グルコース ······· 7, 11, 100
グルコサミン ··········· 10
群捕食者 ············· 92
軽～中度の肥満 ·········· 125
経腸栄養 ············· 143
経鼻カテーテル ········· 143
鶏油 ··············· 72

血液凝固 ············· 147
血清クレアチニン濃度（Cre）··· 150
下痢 ··············· 143
原尿 ··············· 149
尿細管 ·············· 150
玄米 ··············· 63
高アンモニア血症 ········· 102
高ガラクトース血症 ······· 147
高グルコース血症 ········· 100
高血糖 ·············· 147
抗酸化作用 ············ 30
高脂血症 ········ 91, 124, 133
抗脂肪肝因子 ··········· 36
抗腫瘍・高悪液質効果 ······ 161
甲状腺機能障害 ·········· 41
甲状腺機能低下 ······ 116, 125
甲状腺上皮小体ホルモン ····· 30
抗体 ············ 26, 112
公定ペットフード規約 ······ 75
高乳酸血症 ············ 161
抗ヒスタミン剤 ·········· 139
コーングルテンフィード ····· 64
コーングルテンミール ······ 64
コーンスターチ ·········· 65
呼吸困難 ············· 160
黒舌病 ·············· 35
ココナツ油 ············ 96
骨格異常 ············· 114
骨格の異常発達 ·········· 114
国家研究協議会 ······· 75, 77
骨髄腔 ·············· 114
コバラミン ············ 33
コバルト ············· 41
小麦 ··············· 62
小麦粉 ·············· 62
コリ回路 ············· 161
コリン ·············· 36
コルチコステロイド ······· 139
コルチゾール ··········· 125
コレカルシフェロール ······ 20
コレステロール ·········· 18
コンドロイチン硫酸 ······· 10

【さ行】

サーカディアンリズム
　 ··········· 27, 93, 102
サイアミン ············ 32
最小要求量 ············ 80

索引

採食パターン …… 93
最大成長期 …… 114
細胞増殖性肥満 …… 125
細胞肥大性肥満 …… 125
サイロキシン …… 41
サザエ …… 74
酸エーテル抽出物 …… 50
酸性 …… 154
　—アミノ酸 …… 22
　—物質 …… 151
酸味 …… 95
糸球体 …… 149
歯垢 …… 157
嗜好性 …… 95
嗜好の定着 …… 97
シザーバイト …… 157
歯式 …… 92
脂質 …… 13
　—異常症 …… 133
歯周炎 …… 158
歯周疾患 …… 157
歯周組織 …… 157
シスチン尿石 …… 153
歯石 …… 157
シトルリン …… 102
歯肉炎 …… 158
脂肪 …… 13
　—肝 …… 124, 128, 147
　—酸 …… 14, 72
　—酸の不均衡 …… 136
　—族アミノ酸 …… 22
　—の酸化 …… 68
社会的摂食促進 …… 51
獣医療法食評価センター …… 84
集合管 …… 150
シュウ酸カルシウム尿石
　…… 153, 155
重症皮膚炎 …… 91
修正アトウォーター係数 …… 49
重炭酸ソーダ …… 151
重度の肥満 …… 126
ジュール …… 47
出血傾向 …… 146
出血性胃腸炎 …… 144
受動免疫 …… 112
授乳期 …… 109
主要元素 …… 39
準（半）必須アミノ酸 …… 24

消化管 …… 92
　—群 …… 143
消化腺群 …… 143
松果体 …… 27
条件的必須アミノ酸 …… 25
症候性肥満 …… 125
脂溶性ビタミン …… 29
　—の吸収 …… 147
小腸疾患 …… 144
小腸内細菌過剰増殖症 …… 144
少糖類 …… 7
正味エネルギー …… 48
静脈内注入用栄養液 …… 143
少量頻回採食者 …… 93, 154
食事回数 …… 51
食事のエネルギー含量 …… 51
食事のおいしさ …… 51
食事の水分含量 …… 51
食事量の制限 …… 117
食事療法 …… 131, 139, 150
食性 …… 91
食品医薬品局 …… 76
植物性油脂 …… 72
食物アレルギー …… 138
食物過敏症 …… 138
食物繊維 …… 10, 11
食物不耐性 …… 138
食欲不振 …… 142
ショ糖 …… 7
初乳 …… 112
腎機能 …… 150
心機能の増悪防止 …… 132
人工透析 …… 150
腎小体 …… 149
新鮮肉食者 …… 93
腎臓の最小機能単位 …… 149
腎単位 …… 149
腎不全 …… 119, 150
膵炎 …… 124, 130
推奨許容量 …… 80
水分 …… 50
　—出納 …… 44
水溶性ビタミン …… 31
スカトール …… 27
スクロース …… 7
スケーリング …… 158
鈴木梅太郎 …… 4
ステロイド …… 18

　—ホルモン …… 19
ストルバイト尿石 …… 153
ストルバイトの主成分 …… 154
スフィンゴ糖脂質 …… 17
スフィンゴリン脂質 …… 17
スルメ …… 74
成長期 …… 114
成乳 …… 112
生理活性物質 …… 4, 27
生理的燃料価 …… 49
石灰化 …… 151
絶食 …… 128, 147
セミモイストタイプ …… 61
セルロース …… 9
セレン …… 31, 41
セロトニン …… 27, 102
蠕動運動 …… 142
総エネルギー …… 48
総合栄養食 …… 84, 85
草食動物型尿結石 …… 154
搔痒性 …… 139
粗灰分 …… 50
即時アレルギー反応 …… 138
粗脂肪 …… 50
粗繊維 …… 50
粗タンパク質 …… 50
その他の目的食 …… 84
ソフトドライタイプ …… 61
ソルビトール …… 61

【た行】

代謝エネルギー
　…… 48, 86, 93, 110, 142
代謝水 …… 45
代謝性アシドーシス …… 96, 150
代謝性糞中窒素 …… 127
代謝体重 …… 54
体水分 …… 44
大豆ミール …… 66
大腸炎 …… 145
体表面積 …… 53
タウリン …… 19, 25, 103
　—の推奨許容量 …… 104
タウロコール酸 …… 25, 103
タコ …… 74
多臓器不全 …… 150
脱脂米ぬか …… 63
脱脂大豆 …… 66

179

脱脂粉乳 …………………… 71
脱毛 ………………………… 136
多糖類 ……………………… 8
卵 …………………………… 73
タマネギ …………………… 73
短鎖脂肪酸 ………………… 10
胆汁酸 ……………………… 18
　—の不足 ………………… 147
単純脂質 …………………… 13
単純性肥満 ………………… 125
短小腸症候群 ……………… 144
炭水化物 …………………… 6
単糖類 ……………………… 6
単独捕食者 ………………… 92
タンパク質 ………………… 21
　—漏出性腸炎 …………… 144
チアミナーゼ …………… 32, 73
チアミン …………………… 32
遅延型アレルギー反応 …… 139
チキンミール ……………… 70
中鎖脂肪酸 ………………… 96
中性アミノ酸 ……………… 22
チョコレート ……………… 74
チラミン …………………… 27
チロキシン ………………… 41
チロシン …………………… 27
デキストリン ……………… 9
適正摂取量 ………………… 80
適度な運動 ………………… 117
テクスチャー ……………… 96
鉄 …………………………… 41
鉄ポルフィリン …………… 41
デノーボ合成 ……………… 4
デンプン …………………… 8
　—のα化 ………………… 9
銅 …………………………… 41
糖質（glucide） …………… 6
糖新生 …………………… 99, 101
銅蓄積病 …………………… 91
糖尿病 ……………………… 130
　—のタイプ ……………… 130
　—の臨床症状 …………… 130
銅の排出 …………………… 147
動物性油脂 ………………… 72
動物由来エキス …………… 70
トウモロコシ ……………… 62
糖類 ………………………… 65
ドーパミン ………………… 27

特発性巨大結腸 …………… 145
ドコサヘキサエン酸 ……… 14
ドコサン酸 ………………… 14
トコトリエノール ………… 30
トコフェロール …………… 30
トコブシ …………………… 74
ドベネックの樽 …………… 25
ドライタイプ ……………… 59
トリアシルグリセロール … 13, 14
トリガイ …………………… 74
トリプシン阻害因子 ……… 113
トリプトファン …… 27, 102, 104
トロンボキサン ………… 18, 140
豚脂 ………………………… 72

【な行】

ナイアシン ……… 27, 35, 103
内分泌異常 ………………… 116
ナトリウム ………………… 40
難消化性デンプン ………… 10
匂い ………………………… 96
　—の成分 ………………… 96
苦いアミノ酸 ……………… 96
苦味 ………………………… 95
肉骨粉 ……………………… 69
肉粉 ………………………… 69
ニコチンアミド …………… 35
ニコチン酸 ………………… 35
日周変動 …………………… 93
乳糖 ……………………… 7, 73
　—不耐性 ………………… 113
乳量 ………………………… 110
乳類 ………………………… 71
尿pH …………………… 153, 154
尿管結石 …………………… 153
尿結石 ……………………… 45
尿細管 ……………………… 149
尿石 ………………………… 153
　—症 ……………………… 153
　—症予防 ………………… 154
尿素 ………………………… 102
　—サイクル ……………… 102
尿中マグネシウム排泄 …… 154
尿道結石 …………………… 153
尿毒症 ……………………… 150
尿毒症性悪液質 …………… 151
尿量 …………………… 153, 154
妊娠期 …………………… 108, 109

妊娠期間 ………………… 108, 109
妊娠同化作用 ……………… 109
猫の脂肪肝 ………………… 147
猫の胆管炎・胆管肝炎 …… 147
猫のタンパク質要求量 …… 100
猫の糖尿病 ………………… 131
ネフロン ………………… 149, 150
年齢換算表 ………………… 119
ノルアドレナリン ………… 27
ノルエピネフリン ………… 27

【は行】

バイオリズム ……………… 27
バイタマイン ……………… 4
麦芽糖 ……………………… 7
発熱 ………………………… 160
ハッピー糖尿病 …………… 131
歯磨き ……………………… 158
パン粉 ……………………… 63
パントテン酸 ……………… 35
ヒアルロン酸 ……………… 10
ビオチン …………………… 34
非経腸栄養 ………………… 143
ヒスタミン ………………… 28
ビタミンA ……………… 29, 104
　—欠乏症 ………………… 29
ビタミンB$_1$ …………… 32
　—分解酵素 ……………… 73
ビタミンB$_2$ …………… 32
ビタミンB$_6$ …………… 32
ビタミンB$_{12}$ ………… 33
　—吸収不良 ……………… 91
ビタミンC ……………… 31, 36
ビタミンD ………………… 30
　—欠乏 …………………… 30
ビタミンD$_3$ …………… 20
ビタミンE ……………… 30, 161
ビタミンK ………………… 31
ビタミンの不均衡 ………… 136
ビタミン類の加工中や保管中の
　安定性 …………………… 37
必須アミノ酸 ……………… 24
ヒドロキシアパタイト …… 40
泌乳期 …………………… 108, 109
非必須アミノ酸 …………… 24
皮膚疾患の分類 …………… 135
肥満 ………………… 116, 117, 124
　—細胞 …………………… 138

—の分類	125	ペリクル	157	モイストタイプ	61
—予防	117	便秘	142	モリブデン	41
皮毛	119	ヘンレ係蹄	150	門脈圧亢進	146

皮毛 119
ピリドキシン 32
微量元素 39
貧血 160
フィチン酸 41
フィチン態リン 136
フィッシュエキス 68
フィッシュミール 68
フェニルアラニン 27
フォラシン 34
不可欠アミノ酸 24
複合脂質 17
副甲状腺ホルモン 30
複合タンパク質 26
副腎皮質機能亢進 116
　—症 125
副腎皮質ホルモン 27
腹水 146
フスマ 64
ブドウ糖 7
腐肉食者 93
不妊手術 117
不飽和脂肪酸 14
プラーク 157
プリン代謝異常 91
ふるえ反射 113
フルクトース 7, 100
プレバイオティクス 8
フロギストン説 3
プロスタグランジン 18, 139
プロビタミン 19
プロピレングリコール 61
分岐鎖アミノ酸 22
フンク 4
米国飼料検査官協会 75
米国農務省 75, 76
ベース・イクセス 155
β-カロテン 19, 20, 29
ペットフード安全法 83
ペットフード協会 75, 77, 83
ペットフード工業会 83
ペットフード公正取引協議会 83
ヘテロ多糖類 10
ヘミセルロース 10
ヘモグロビン 27, 41
ペラグラ 35

ペリクル 157
便秘 142
ヘンレ係蹄 150
膀胱結石 153
ほうれん草 73
飽和脂肪酸 14
ボーマン嚢 149
保証値 86
補助栄養食品 85
捕食行動 92
ホスファチジルコリン 36
ボディ・コンディション・スコア
　 124
ホモ多糖類 8
ポリエン脂肪酸 16, 100
　—療法 139
ホロ酵素 26
本態性フルクトース尿症 100

【ま行】

マグネシウム 40
　—含量 154
マルトース 7
マルピーギ小体 149
マンガン 41
慢性呼吸器疾患 133
慢性腎臓病 150
　—の栄養管理 150
　—の病期（ステージ） 150
慢性心不全 131
マンノース 7
ミートボーンミール 69
ミートミール 69
味覚 120
水 44
ミックストコフェロール 37
ミネラル 39
　—の不均衡 136
　—の割合 39
ムコ多糖類 10, 29
虫歯 157
メタボリック・ボディ・サイズ
　 54
メラトニン 27, 102
メラニン 28
メラミン 83
免疫グロブリン 113
　—E 138

モイストタイプ 61
モリブデン 41
門脈圧亢進 146

【や行】

火傷 160
誘導脂質 17
油脂類 71
輸送タンパク質 26
葉酸 34
ヨウ素 41

【ら行】

ラクトース 7
ラボアジェ 3
ランゲルハンス島 130
卵白 73
リービッヒの樽 25
リガンド 26
リグニン 10
離乳適期 113
リノール酸 15, 16, 100, 101
リノレン酸 16
リバウンド現象 128
リボフラビン 32
硫酸 154
流動食 143
療法食 84
リン 40
　—摂取量 151
リン酸マグネシウムアンモニウム
　 153
リンパ管拡張症 144
ループ 150
レシチン 36
レチノール 19, 29, 104
裂肉歯 157
レバー 73
ロイコトリエン 18, 140
老化 119
老齢期 120
　—の給餌法 121
　—の腎機能低下とタンパク質
　 120
　—のタンパク質要求量 120
　—のビタミン要求量 121
ロドプシン 29

ベーシック　小動物栄養学

2019年8月23日　第1版第1刷発行

著　　者　　阿部又信・大島誠之助
発 行 者　　金 山 宗 一
発 行 所　　株式会社ファームプレス
　　　　　　〒169-0075
　　　　　　東京都新宿区高田馬場2-4-11　KSE ビル2F
　　　　　　TEL 03-5292-2723　FAX 03-5292-2726
　　　　　　E-mail: info@pharm-p.com
　　　　　　URL: http://www.pharm-p.com
印 刷 所　　泉菊印刷株式会社

Printed in Japan
ISBN978-4-86382-105-7
無断複写・転載を禁じます。乱丁・落丁本は、送料弊社負担にてお取り替えいたします。